Was ein Diabetiker alles wissen muß

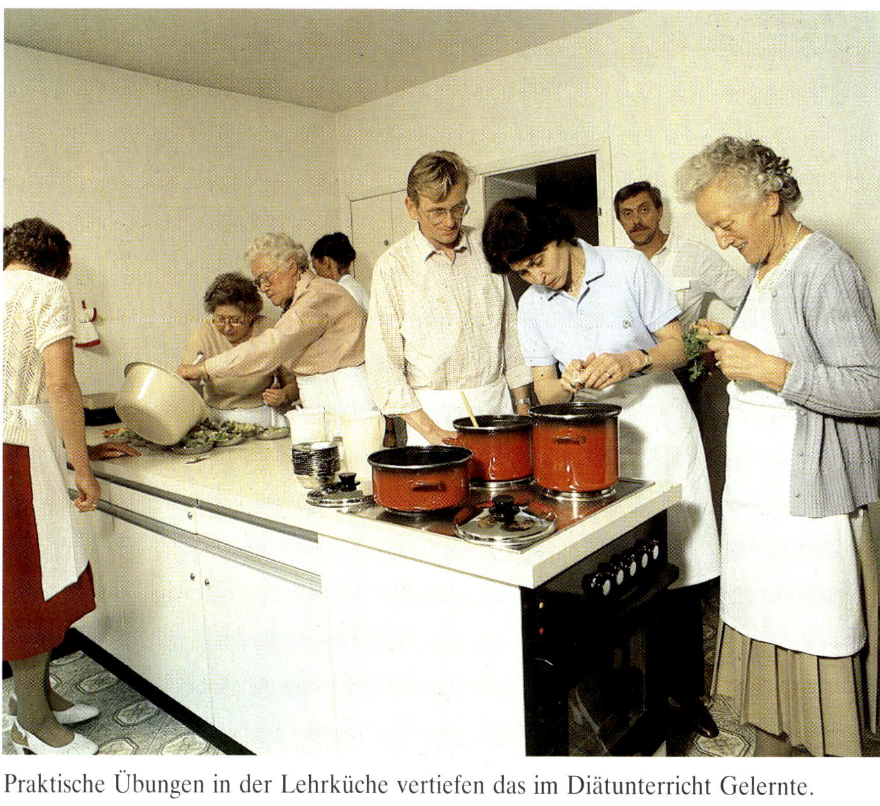

Praktische Übungen in der Lehrküche vertiefen das im Diätunterricht Gelernte.

CIP-Titelaufnahme der Deutschen Bibliothek

Willms, Berend:
Was ein Diabetiker alles wissen muß: Themen einer Diabetiker-Schulung / von B. Willms. Unter Mitarb. von K. Ahrens... _ 6., völlig überarb. u. erg. Aufl. - Mainz: Kirchheim, 1989
ISBN 3-87409-162-7

6. überarbeitete und erweiterte Auflage 1989

55015 Mainz, Postfach 25 24

Themen einer Diabetiker-Schulung

Was ein Diabetiker alles wissen muß

von Prof. Dr. med. B. Willms

Leitender Arzt der Fachklinik
für Diabetes und Stoffwechselkrankheiten
Kirchberg 21
3422 Bad Lauterberg im Harz

unter Mitarbeit von K. Ahrens,
G. Dornemann, T. Eckhardt,
S. Golla, Dr. C. Nagel und Dr. M. Talaulicar

Verlag Kirchheim · Mainz

Inhaltsverzeichnis

Vorwort zur 6. Auflage

Die Entdeckung des Insulins vor mehr als 60 Jahren war für viele Diabetiker lebensrettend und lebensverlängernd. Eindrucksvoll läßt sich dies durch den Rückgang der Sterberate von Diabetikern im diabetischen Koma belegen. Die Einführung des Insulins in die Diabetestherapie bescherte uns aber auch die Spätkomplikationen, weil die Diabetiker nun länger am Leben blieben. So ist es denn typisch, daß die diabetischen Spätkomplikationen erstmals 15-20 Jahre nach dem ersten erfolgreichen Einsatz des Insulins beschrieben worden sind.

Daraus erwuchs langsam die Erkenntnis, daß eine weitere Verbesserung des Lebensschicksals des Diabetikers nur durch eine bessere Stoffwechselkontrolle, durch eine bessere Einstellung des Diabetes zu erzielen ist, die wiederum nur durch eine bessere Schulung und Unterweisung des Diabetikers herbeigeführt werden kann. Der Diabetiker muß seine Therapie selbst durchführen, er muß seine Diät selber einhalten, sich selbst das lebensrettende Insulin injizieren und seine Lebensführung selbständig den Umständen seiner Erkrankung anpassen.

Ohne Einsicht in die Notwendigkeit, ohne Wissen, warum und wozu, kann dieses nicht durchgeführt werden. Hier muß die Diabetikerschulung und -unterweisung einsetzen. Elliott P. Joslin, der berühmte amerikanische Diabetologe, faßte diese Aufgabe in die einprägsamen Worte "Teaching is treatment", was man im Deutschen nur unvollkommen mit "Belehrung ist Behandlung" wiedergeben kann. Auf Joslin geht die erste Einrichtung einer speziellen Diabetikerschulungsstätte in Boston zurück. Gerhardt Katsch, der Nestor der deutschen Diabetologie, forderte zur gleichen Zeit, daß jeder Diabetiker seinen inneren Leibarzt haben sollte, d. h. daß er über seinen Diabetes genauso Bescheid wissen müsse wie sein Arzt. Schon 1930 gründete er eine Diabetesklinik, in der Information und Beratung an erster Stelle standen. Die Diabetikerschulung wird als vierte Säule der Diabetestherapie (neben Insulin, Diät und körperlicher Bewegung) angesehen. Viele Ärzte, Diabetesambulanzen und Spezialkliniken widmen sich dieser Aufgabe.

Doch vieles, was man einmal in einem Vortrag gehört hat, hat man vielleicht wieder vergessen. Schließlich lernt Hans nicht mehr so leicht, wie Hänschen gelernt hat. Dennoch ist das Wissen manchmal lebensnotwendig! Obwohl das persönliche Gespräch des Arztes mit dem Patienten durch nichts zu ersetzen ist, ist der Wunsch gerechtfertigt, hinterher manches nachzulesen, was man vorher gehört hat. So entstand aus unserem Diabetikerunterricht dieses Büchlein mit den Themen einer Diabetikerschulung. Es enthält das, was ein Diabetiker alles wissen muß. Es liegt mittlerweile in der 6. Auflage vor, die gegenüber den vorigen erneut verbessert, erweitert und modernisiert worden ist.

Möge das Büchlein dem Diabetiker dazu verhelfen, daß er lernt, seinen Diabetes zu beherrschen und sich nicht von seinem Diabetes beherrschen zu lassen.

Bad Lauterberg, im Sommer 1989

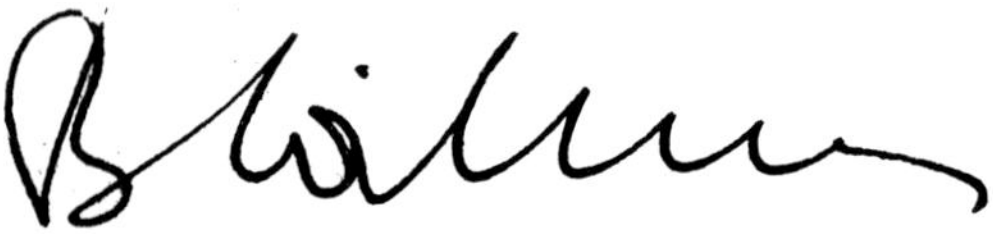

Professor Dr. med. Berend Willms

Verschiedene Formen und Typen des Diabetes

Der Diabetes mellitus, in der deutschen Sprache Zuckerharnruhr oder einfach Zuckerkrankheit genannt, ist seit Jahrtausenden bekannt und zählt heute zu den wichtigsten Volkskrankheiten der Gegenwart. Beim Diabetes mellitus steht die Störung des Zuckerhaushaltes im Vordergrund, aber auch viele andere Stoffwechselfunktionen, so im Fett- und Eiweißhaushalt, können gestört sein.

Zwei Formen des Diabetes

Je nach der Entstehung unterscheiden wir zunächst zwei Formen des Diabetes mellitus:

A den genuinen, erblich bedingten Diabetes mellitus und

B den sekundären, nicht erblich bedingten Diabetes mellitus.

Als genuinen Diabetes mellitus bezeichnen wir den Diabetes mellitus, der durch Erbfaktoren mitbestimmt wird, dessen genaue Entstehung jedoch rätselhaft ist. Der genuine Diabetes mellitus ist die weitaus häufigste Form.

Der sekundäre Diabetes mellitus ist nicht notwendig genetisch bedingt. Er wird in drei Gruppen unterteilt:

1. Pankreasdiabetes

(nach unfall- oder krankheitsbedingter Zerstörung der Bauchspeicheldrüse bzw. operativer Entfernung der Bauchspeicheldrüse)

2. Endokriner Diabetes

(durch Überfunktion der blutzuckersteigernden Hormondrüsen)

3. iatrogener Diabetes

(durch Medikamente bedingt).

Der Pankreas-Diabetes umfaßt etwa 2 Prozent aller Diabetesfälle. Er entsteht am häufigsten im Verlauf von chronischen Bauchspeicheldrüsenentzündungen, die auch zu einer Zerstörung der Langerhansschen Inseln, die das Insulin produzieren, führen. Die häufigste Ursache einer chronischen Bauchspeicheldrüsenentzündung ist heute der Alkoholmißbrauch. Bei diesen chronischen Bauchspeicheldrüsenentzündungen findet man immerhin in 30 bis 60 Prozent einen Diabetes mellitus. Als Folge der Zerstörung besteht ein Insulinmangel, so daß in diesen Fällen immer eine Insulinbehandlung erforderlich ist. Welche Hormone und welche Medikamente blutzuckersteigernd sind, ist auf Seite 19 beschrieben.

Zwei Typen des genuinen Diabetes

Auch der genuine, erblich bedingte Diabetes ist keine einheitliche Erkrankung. Wir unterscheiden hier mindestens zwei Typen, die im Hinblick auf die Entstehung, die Schwere des Krankheitsbildes, den Verlauf und die Behandlungsbedürftigkeit deutlich voneinander abgegrenzt werden können, nämlich den Diabetes vom jugendlichen Typ (Typ I) und den Diabetes vom Erwachsenentyp (Typ II).

Der *Diabetes vom jugendlichen Typ*, auch juveniler Diabetes oder Typ-I-Diabetes genannt, ist die seltenere Form und hat seinen Namen daher, daß er meist im jugendlichen Alter, vor dem 25. oder 30. Lebensjahr, auftritt. Am häufigsten entsteht er zur Zeit der Pubertät, also zwischen dem 12. und 14. Lebensjahr, kann aber auch in allen Altersstufen vorkommen.

Entscheidend für diesen Diabetestyp ist es, daß meist von Anfang an ein absoluter Insulinmangel besteht, d. h., die Typ-I-Diabetiker müssen im allgemeinen sofort, zumindest innerhalb des ersten Jahres, Insulin spritzen. Wegen des völligen Mangels an eigenem Insulin weisen diese Diabetiker häufig große Blutzuckerschwankungen auf und neigen zu Unterzuckerungszuständen wie auch zu hohen Blutzuckerwerten mit Azetonausscheidung im Urin.

Die Typ-I-Diabetiker sind meist empfindlich gegenüber Insulin, sprechen auf geringe Änderungen der Insulindosis an und sind oftmals schwer einstellbar, also labil.

Ein weiteres, wichtiges Unterscheidungsmerkmal gegenüber dem Erwachsenendiabetes ist das Körpergewicht. Der Diabetiker vom jugendlichen Typ ist zum Zeitpunkt der Diabetesentdeckung meist mager bzw. schlank.

Wir würden also eine schlanke Frau von 55 Jahren, die nach einem viertel Jahr des Bestehens ihres Diabetes mellitus Insulin braucht, labil und schwer einstellbar ist, ebenso dem Typ des jugendlichen Diabetes (Typ-I-Diabetes) zurechnen wie den 12jährigen Knaben, dessen Diabetes mit einem Koma beginnt, welches eine sofortige Insulinbehandlung notwendig macht.

Mehr als 80 Prozent aller Diabetiker rechnen wir dem *Diabetes vom Erwachsenentyp* zu. Dieser entsteht meist nach dem 40. Lebensjahr, am häufigsten finden wir ihn jenseits des 60. bis 65. Lebensjahres, dann auch Altersdiabetes genannt.

Bei den Erwachsenen- und Altersdiabetikern, auch Typ-II-Diabetiker genannt, handelt es sich im allgemeinen um übergewichtige Patienten, die zunächst mit Diät allein oder zumindest mit Diät und Tabletten einstellbar sind, die keinen absoluten Insulinmangel haben und deren Diabetes meist ein stabiler Diabetes mit geringen Blutzuckerschwankungen ist.

Der Beginn ist oft langsam und schleichend. Es besteht keine ausgeprägte Neigung zur Stoffwechselentgleisung mit Auftreten von Azeton im Urin, wenn keine Diätfehler gemacht werden. Die wichtigste Therapie dieser meist übergewichtigen Diabetiker besteht in strenger Diät und Gewichtsabnahme.

Bei längerem Bestehen ist auch beim Typ-II-Diabetiker mit einer Zunahme des Insulinmangels zu rechnen, so daß im allgemeinen nach 5 bis 15 Jahren auch hier eine Behandlung mit Insulin eingeleitet werden muß.

Von der erblichen Belastung her sind Erwachsenendiabetes und jugendlicher Diabetes ganz verschiedene Krankheiten. Das Vererbungsrisiko des Typ-I-Diabetes ist wesentlich geringer als das des Typ-II-Diabetes.

Der Typ des Erwachsenendiabetes kann, wenn auch selten, im jugendlichen Alter vorkommen. Dieser Diabetes-Typ, auch MODY-Typ (MODY = **M**aturity **O**nset **D**iabetes in **Y**oung People) genannt, hat ein hohes Vererbungsrisiko.

Diagnose des Diabetes

Bei jüngeren Patienten sind es die typischen Diabetessymptome wie starker Durst, viel Wasserlassen, Mattigkeit und Müdigkeit, evtl. auch Gewichtsabnahme, Sehstörungen und Wadenkrämpfe, die einen Arztbesuch veranlassen und bei denen dann durch Blutzucker- und Harnzuckerbestimmungen die Diagnose Diabetes gestellt wird. Bei vielen älteren Menschen wird der Diabetes jedoch zufällig entdeckt im Rahmen einer allgemeinen Untersuchung, vielleicht auch anläßlich einer Früherkennungsaktion. Beschwerden sind meist nicht sehr ausgeprägt.

Von einem Diabetes sprechen wir, wenn bei mehr als einer Untersuchung (um einen Laborfehler auszuschalten) der Nüchternblutzucker über 120 mg/dl (dl = Deziliter = 100 ml) beträgt oder der Blutzucker nach dem Essen über 160 mg/dl beträgt. Sind die Werte nicht eindeutig, sollte man einen Traubenzuckerbelastungstest durchführen. Hierbei sollte der Blutzucker nach einer Stunde nicht über 160 mg/dl liegen, nach zwei Stunden nicht mehr als 120 mg/dl betragen.

Wenn bei einem Traubenzuckerbelastungstest der Blutzucker nach zwei Stunden noch über 200 mg/dl liegt, sprechen wir auch von einem Diabetes, weil Menschen betroffen sind, die nach Jahren diabetische Spätkomplikationen bekommen.

Pathologische Glukosetoleranz – subklinischer Diabetes

Wird bei einem Traubenzuckerbelastungstest nach zwei Stunden ein erhöhter Blutzucker von über 140, aber unter 200 mg/dl liegend, gefunden, und ist der Nüchternblutzucker in diesem Falle normal (unter 120 mg/dl), dann sprechen wir von *pathologischer Glukosetoleranz*, d. h. krankhaftem Ausfall des Glukosebelastungstestes. Früher bezeichneten die Ärzte das als *subklinischen Diabetes* oder asymptomatischen oder chemischen Diabetes. Die Bezeichnung Diabetes möchte man heute gerne vermeiden, weil man gesehen hat, daß von diesen Menschen mit dieser leichten Stoffwechselstörung nur etwa 20-30 Prozent nach Jahren einen Diabetes bekommen. Dennoch ist sicher, daß diese Stoffwechselstörung, auch wenn sie nicht immer zum manifesten Diabetes führt, ganz allgemein mit einem erhöhten Risiko an Krankheiten der Arteriosklerose wie Herzinfarkt, Schlaganfall und Durchblutungsstörungen einhergeht. Meist sind die Patienten übergewichtige Menschen, die eine pathologische Glukosetoleranz haben bzw. einen subklinischen Diabetes, so daß sich hier als wesentliche Behandlungsmaßnahme eine knappe Kost und eine Gewichtsreduktion ergeben. Man kann nicht sagen, daß hier eine Diätbehandlung überflüssig sei. Wichtig ist die Behandlung der Ursache, nämlich der Fettsucht.

Über Ursachen und Entstehung der Zuckerkrankheit

Mangel an Insulin

Gemeinsame Ursache aller Diabetesformen und -typen ist, daß ein Mangel an Insulin oder zumindest an Insulinwirkung besteht. Insulin ist ein lebenswichtiges Hormon, das in den B-Zellen der Langerhansschen Inseln in der Bauchspeicheldrüse gebildet und von dort an das Blut abgegeben wird. Wir haben schon erwähnt, daß der Typ-I-Diabetes im allgemeinen mit einem vollständigen Insulinmangel einhergeht, der Typ-II-Diabetes dagegen nur einen relativen Insulinmangel bei Insulinunempfindlichkeit aufweist. Es gibt sogar Diabetiker, die scheinbar normal hohe Insulinspiegel im Blut haben. Dies sind fettsüchtige Typ-II-Diabetiker, die trotzdem im Vergleich zu nichtdiabetischen Fettsüchtigen einen relativen Insulinmangel haben. Fettsüchtige brauchen mehr Insulin, und fettsüchtige Nichtdiabetiker haben daher noch höhere Insulinspiegel im Blut.

Der Unterschied zwischen den verschiedenen Typen des Diabetes mellitus besteht in dem Ausmaß des Mangels an Insulin bzw. dem Grad der Unempfindlichkeit gegenüber Insulin sowie in der völlig unterschiedlichen Entstehungsweise der beiden Diabetestypen.

C-Peptid

Insulin im Blut kann man messen. Wichtig ist nicht nur die Höhe im Nüchternzustand, sondern auch, wie weit es noch ansteigen kann. Zur Stimulation (Reizung) der B-Zellen kann man das Hormon Glukagon, das Medikament Tolbutamid und Glukose (Traubenzukker) anwenden. Steigt das Insulin beim Typ-II-Diabetiker nach Stimulation mit allen drei Substanzen, nach sog. maximaler Stimulation, um weniger als auf das Doppelte des Ausgangswertes an, so muß im allgemeinen mit Insulin behandelt werden, muß Insulin gespritzt werden.

Bei Insulin spritzenden Diabetikern kann man bei der Messung nicht zwischen dem eigenen Insulin des Diabetikers und dem fremden, gespritzten, unterscheiden. Dennoch kann man das Eigeninsulin messen - durch die Bestimmung des C-Peptides.

In den B-Zellen der Bauchspeicheldrüse wird Insulin in einer unwirksamen Vorstufe gebildet. Bevor es dann ins Blut abgegeben wird, wird aus dieser Vorstufe das C-Peptid abgespalten, so daß das wirksame Insulin entsteht. Insulin und C-Peptid werden zu gleichen Teilen ins Blut abgegeben. So kann man durch die C-Peptid-Bestimmung die Eigeninsulinproduktion abschätzen.

Erbfaktoren

Für die Entstehung des Diabetes mellitus spielen innere und äußere Faktoren eine Rolle. Zu den inneren, angeborenen, gehören die Erbfaktoren. Das zeigen Untersuchungen über die Diabeteshäufigkeit bei eineiigen Zwillingen, dem klassischen Modell der Vererbungsforschung, sowie bei Diabetikerfamilien und ihrer Verwandtschaft. Der Prozentsatz von neuentdeckten Zuckerkranken ist bei den Nachkommen diabetischer Eltern deutlich höher als in Familien, in denen sich keine Diabetiker finden. Die Geschwister von eineiigen Zwillingen, von denen ein Zwilling Diabetiker ist, haben viermal häufiger ebenfalls einen Diabetes als die Geschwister von zweieiigen Zwillingen.

Erbgang unklar

Wenn auch die Vererbung des Diabetes mellitus als gesichert gelten kann, so ist der Erbgang noch unklar. Die Mehrzahl der Forscher ist sich darüber einig, daß der Diabetes mellitus multifaktoriell vererbt wird. Multifaktoriell heißt, daß mehrere Faktoren für das Entstehen eines Diabetes zusammenkommen müssen.

Äußere Faktoren müssen hinzukommen

Zu diesen Faktoren, die zur Entstehung eines Diabetes beitragen, gehören neben den Erbfaktoren auch äußere oder Umweltfaktoren. So ist wohl auch die unterschiedliche Häufung des Diabetes mellitus bei verschiedenen Rassen und Völkern nicht nur auf unterschiedliche Erbanlagen zurückzuführen, sondern kann auch durch die Verschiedenheit der Umweltfaktoren erklärt werden.

Als Beispiel sei erwähnt, daß in den armen Landgemeinden Indiens der Diabetes so selten wie eh und je ist; nur die Industriegebiete und die großen Städte wie Bombay und Neu-Delhi erleben in bescheidenem Ausmaß dasselbe wie Europa und die USA, nämlich eine zunehmende Diabeteshäufigkeit.

Sowohl Erbanlagen wie auch äußere Faktoren sind beim Typ-I-Diabetes und beim Typ-II-Diabetes so unterschiedlich, daß die Entstehung beider Diabetestypen getrennt besprochen werden muß.

Entstehung des Typ-I-Diabetes

Beim Typ-I-Diabetes findet sich statistisch eine besondere Häufung von Gewebemerkmalen, sogenannten HLA-Antigenen, die vererblich sind. Typ-I-Diabetiker haben häufiger HLA B 8, B 15, DR 3 und DR 4, Erwachsenendiabetiker jedoch nicht.

Das spricht dafür, daß es sich beim jugendlichen und beim Erwachsenendiabetes um verschiedene Diabetestypen mit unterschiedlichem Erbgang handelt.

Diese für den Typ-I-Diabetes typischen *HLA-Antigene* zeigen eine besondere Empfindlichkeit des Immunsystems (des Abwehrsystems des Körpers) an. Wahrscheinlich sind die B-Zellen besonders empfindlich gegenüber Infektionen mit Viren.

Es sind sowohl beim Menschen als auch beim Tier eine Reihe von Viren bekanntgeworden, die die Bauchspeicheldrüse befallen und Schäden der Langerhansschen Inseln hervorrufen können. Schon lange bekannt ist beim Menschen die akute Bauchspeicheldrüsenentzündung, die sich infolge einer Infektion mit Mumpsviren (Ziegenpeter) entwickelt. Vor allem bei Kindern gibt es einige Beobachtungen, wo nach einer Infektion mit Mumps ein Diabetes mellitus entstanden ist. In England wurden mögliche Beziehungen zwischen dem Auftreten des Diabetes mellitus und Viren, die für Atemwegserkrankungen wie Schnupfen, Grippe o. ä. verantwortlich sind, den sog. Coxsackie-Viren, erforscht. Jahreszeitliche Schwankungen an Diabetesneuerkrankungen vom jugendlichen Typ zeigen einen deutlichen Zusammenhang mit der jahreszeitlichen Schwankung an Infektionen mit Coxsackievirus Typ B 4.

Typ-I-Diabetes eine Autoimmunkrankheit?

Andererseits findet man beim Typ-I-Diabetes im Frühstadium häufig Inselzellantikörper, vom Körper selbst gebildete Antikörper gegen seine eigenen Inselzellen. Ob diese als Folge der Virusinfektion der Langerhansschen Inseln oder auch von selbst, ohne eine vorangegangene Einwirkung von außen, entstehen, ist noch umstritten. In jedem Falle kann man sich gut vorstellen, daß diese Autoantikörper (gegen eigenes Gewebe gerichtete Antikörper) die Insulin bildenden B-Zellen der Langerhansschen Inseln mehr oder minder schnell zerstören und so zum Absterben der B-Zellen und als Folge zum Insulinmangel führen. Womöglich sind sie aber auch nur ein Anzeichen für einen Zerstörungsprozeß der B-Zellen.

Krankheiten, die dadurch entstehen, daß durch irgendeine Fehlsteuerung des Immunsystems (= des Abwehrsystems) des Körpers Autoantikörper entstehen, nennt man Autoimmunkrankheiten. Wahrscheinlich ist der Typ-I-Diabetes zu ihnen zu rechnen.

Verhinderung der Entstehung des Typ-I-Diabetes möglich?

Damit ist auch eine Hoffnung verbunden. Autoimmunkrankheiten kann man spezifisch behandeln. Wenn man mit entsprechenden Medikamenten rechtzeitig eingreift, kann man den zerstörerischen Prozeß unterbrechen. Beim Typ-I-Diabetes hat man solche Behandlungsversuche schon gemacht; z. B. hat man mit einem Medikament, das solche Prozesse hemmt, mit Cyclosporin A, bei manchen Typ-I-Diabetikern das Insulin wieder absetzen können. Es wirkt allerdings nur, wenn man es ganz früh, in den ersten zwei Wochen des Diabetes, anwendet. Diese Ergebnisse müssen noch weiter abgesichert werden. Außerdem ist zu klären, ob die Nebenwirkungen nicht zu schwerwiegend sind. Dann bleibt immer noch das Problem, den Typ-I-Diabetes so rechtzeitig zu entdecken, daß die restliche Insulinproduktion noch gerettet werden kann.

Aber womöglich werden die Ärzte in Zukunft die Entstehung des Typ-I-Diabetes verhindern können.

Entstehung des Typ-II-Diabetes

Im Gegensatz zum Typ-I-Diabetes liegt die Entstehung des Typ-II-Diabetes weitgehend im Dunkeln. Die Erbanlage des Erwachsenendiabetes, oder, genauer gesagt, der vererbte Defekt, ist noch völlig unbekannt.

Nach wissenschaftlichen Untersuchungen ist wahrscheinlich eine Unempfindlichkeit gegen Insulin (Insulinresistenz) zumindest eine der Ursachen. Dagegen kennen wir von den äußeren Faktoren, die bei gegebener Erbanlage den Diabetes zur Manifestation bringen, den sogenannten Manifestationsfaktoren, eine ganze Reihe recht gut.

Eine Übersicht gibt die folgende Tabelle:

1. Übergewicht und Überernährung
2. Infektionen und Operationen
3. Erkrankungen der Leber
4. Schwangerschaft sowie Erkrankungen der hormonbildenden Drüsen
5. Medikamente.

Überernährung und Übergewicht sind die wichtigsten Manifestationsfaktoren des Typ-II-Diabetes. Wir wissen aus Kriegs- und Notzeiten, daß die Nahrungsknappheit zur Abnahme der Zuckerkrankheit führt. Reichliche bis übermäßige Nahrungsaufnahme, wie es heute üblich ist, erzeugt zusammen mit Bewegungsmangel eine Insulinunempfindlichkeit. Die erblich geschwächten B-Zellen können nicht mehr genügend Insulin produzieren, so daß ein Mangel an Insulinwirkung entsteht. Die Zuckerkrankheit ist bei fettleibigen Menschen um ein Mehrfaches häufiger als bei Normalgewichtigen. Wenn Übergewichtige an Gewicht abnehmen, bessert sich die Stoffwechsellage, sie kann sich sogar normalisieren.

Bei jedem *Infekt* kommt es im allgemeinen zu einer Verschlechterung der diabetischen Stoffwechsellage. Ein Diabetes in der Frühphase kann dadurch manifest werden.

Auch *Operationen* bedeuten eine Stoffwechselbelastung und können bei vorhandener Erbanlage einen Diabetes zur Manifestation bringen.

Streß oder seelische Erregungen werden häufig auch als diabetesauslösend angesehen. Jeder Diabetiker weiß, daß seine Stoffwechsellage darunter leiden kann. Eine wichtige Rolle für die Diabetesentstehung spielen sie jedoch nicht. Sonst hätten wir im Krieg, als es sowohl an der Front wie im Bombenkeller viel mehr Streß gab als heute in unserer Wohlstandsgesellschaft, viel mehr Diabetes beobachten müssen. Das Gegenteil ist jedoch der Fall.

Krankheiten der Leber, vor allem chronische Leberentzündungen und die Leberschrumpfung, werden nicht selten als latent diabetischer Zustand bezeichnet, da die Leber eine nicht unbedeutende Rolle im Zuckerstoffwechsel spielt. Aus den Statistiken bei Leberkranken ist zu ersehen, daß in etwa zwei Dritteln der Fälle die Leberkrankheit der diabetischen Stoffwechsellage vorausgeht.

Auswirkungen von Schwangerschaften: Während der Schwangerschaft kommt es zu einer vermehrten Produktion verschiedener Hormone, die dem Insulin entgegenwirken. Durch eine Schwangerschaft kann es deshalb zur Manifestation eines Diabetes oder aber auch zu einer Verschlechterung einer bereits bestehenden diabetischen Stoffwechsellage kommen.

Erkrankungen der verschiedenen Hormondrüsen können eine diabetische Stoffwechsellage herbeiführen. Es seien hier vor allem die Nebennierenhormone, die Schilddrüsenhormone, die Hormone des Vorderlappens der Hypophyse sowie das Glukagon der A-Zellen in den Langerhansschen Inseln der Bauchspeicheldrüse erwähnt. Die Überproduktion dieser Hormone wird anfangs durch eine vermehrte Insulinproduktion ausgeglichen. Im weiteren Verlauf kommt es zu einem Insulinmangel und somit zu einer diabetischen Stoffwechsellage. Diese Erkrankungen sind jedoch selten.

Medikamente

Auch bestimmte Medikamente können diabetesauslösend wirken, so beispielsweise einige Sorten von harntreibenden Medikamenten, z. B. Thiazide. Die blutzuckersteigernde Wirkung der Nebennierenhormone und der Ovulationshemmer (Antibabypille) ist ausreichend bekannt. Bei einer lang andauernden Behandlung mit Nebennierenhormonen kommt es häufig zu einer diabetischen Stoffwechsellage. Nebennierenrindenhormone, sogenannte Steroide, sind in vielen Rheumamitteln enthalten und werden außerdem zur Behandlung allergischer Erkrankungen (Asthma, Heuschnupfen) u. a. eingesetzt.

Der Diabetiker sollte sorgfältig die Packungsbeilage lesen! Die Ovulationshemmer können zu einer vorzeitigen Diabetesmanifestation führen und einen bestehenden Diabetes mellitus verschlechtern.

Genetisches Diabetesrisiko

Das genetische Diabetesrisiko, d. h. das Risiko, die Stoffwechselstörung Diabetes zu vererben oder zu ererben, kann man aufgrund größerer Familienuntersuchungen angeben.

Es ist für den Typ-I-Diabetes und den Typ-II-Diabetes unterschiedlich, und zwar erheblich. Die folgende Tabelle gibt einen Überblick über das genetische Diabetesrisiko:

Genetisches Risiko für Kinder, einen Typ-I-Diabetes zu bekommen,

wenn die Mutter einen Typ-I-Diabetes hat	1 - 3 %
wenn der Vater einen Typ-I-Diabetes hat	ca. 6 %

Genetisches Risiko für Kinder, einen Typ-II-Diabetes zu bekommen,

wenn Vater oder Mutter
einen Typ-II-Diabetes haben
20 - 40 %.

Aus der Tabelle geht hervor, daß Kinder von Typ-I-diabetischen Vätern ein größeres Risiko haben, einen Diabetes zu erben, als Kinder von Müttern mit Typ-I-Diabetes. Der Grund ist unklar; womöglich liegt es daran, daß diabetische Frauen häufiger unbemerkt Fehlgeburten (von Feten mit Diabetes) haben.

Dieses insgesamt geringe Diabetesrisiko für die Kinder stellt also für Diabetiker keinen Grund dar, auf Kinder zu verzichten.

Die Frage der Vererbung beim Diabetes vom Erwachsenentyp stellt sich im allgemeinen nicht, da diese Diabetiker aus dem Alter, in dem man Kinder bekommt, heraus sind. Die Kinder sind schon vorher geboren.

Dennoch sollte die Kenntnis dieser hohen Vererblichkeit des Typ-II-Diabetes ein Grund sein, bei seinen Kindern und überhaupt allen Verwandten I. Grades (Kinder, Geschwister, Eltern) regelmäßig Vorsorgeuntersuchungen auf das Vorhandensein eines Diabetes vornehmen zu lassen und entsprechende Vorbeugungsmaßnahmen zu treffen.

Vorbeugung

Nach der Kenntnis der Entstehung des Typ-I-Diabetes ist hier derzeit keine Vorbeugung möglich.

Für die Vorbeugung des Typ-II-Diabetes ist jedoch die Ausschaltung der Manifestationsfaktoren (Übergewicht und Überernährung!) wichtig und nützlich.

Schlank werden und schlank bleiben ist das Wichtigste, was ein Nicht-Diabetiker zur Diabetesvorbeugung tun kann. Tierexperimentelle Untersuchungen sprechen außerdem dafür, daß ein Vermeiden von Zucker und Süßigkeiten ebenfalls der Entstehung eines Diabetes mellitus entgegenwirken kann.

Für eine Behandlung ist eine Früherkennung wichtig. Deshalb sollte jeder Diabetiker bei seinen Verwandten regelmäßig (in jährlichen Abständen) eine Untersuchung auf das Vorhandensein einer diabetischen Stoffwechsellage, am einfachsten mit einem Harnzuckerteststreifen nach einer kohlenhydratreichen Mahlzeit, evtl. auch mit einem Traubenzuckerbelastungstest, veranlassen. Bei Verwandten I. Grades von Typ-I-Diabetikern kann man heute weitere Diabetes-Risikofaktoren (wie Inselzellantikörper und Insulinautoantikörper) untersuchen.

Blutzucker - Harnzucker

"Habe ich nun eigentlich Blutzucker oder Harnzucker?" So lautet häufig eine der ersten Fragen, die ein nichtinformierter Diabetiker an seinen Arzt stellt. Natürlich hat jeder Mensch Blutzucker, und Harnzucker scheidet er aus, wenn sein Blutzucker eine bestimmte Höhe überschreitet. Ab welcher Blutzuckerhöhe Harnzucker ausgeschieden wird, wie es überhaupt zu der Veränderung verschiedener Laborwerte beim Diabetes kommt und wie die einzelnen Beschwerden des unbehandelten oder schlecht eingestellten Diabetikers erklärt werden können, soll im folgenden besprochen werden.

Um uns den schwierigen Stoff anschaulicher zu machen, wollen wir uns ein Schema (siehe Abbildung) zu Hilfe nehmen.

Blutzuckertopf

Zunächst einmal müssen wir die Verhältnisse bei einem Gesunden darstellen. Wir stellen uns das ganze Blutzuckersystem des Menschen als einen großen Topf vor (1). (Die im Text angegebenen Klammern beziehen sich auf die Nummerierung im Schema.) In diesem Topf wird ein konstanter Blutzuckerspiegel von 100 mg/dl aufrechterhalten, er ist durch eine Wellenlinie im unteren Anteil des Topfes angedeutet.

Dieser Blutzucker stammt aus der Nahrung, genauer gesagt, aus den Kohlenhydraten, die der Mensch bei einer Mahlzeit zu sich nimmt bzw. aus körpereigenen Reserven. Wenn der Mensch Zucker oder gesüßte, zuckerhaltige Speisen zu sich nimmt, so werden diese Zucker sehr schnell aus dem Darm in das Blut aufgenommen und erscheinen dort als Blutzucker. Reservezucker, wie z. B. pflanzliche Stärke aus Kartoffeln oder Brot, muß vom Darm erst in kleinere Zuckerbruchstücke aufgespalten werden, bevor diese Zucker dann von der Darmwand in das Blut abgegeben werden können. Aus pflanzlicher Stärke, beispielsweise aus Kartoffeln und Brot, entsteht also erst nach einem längeren Verdauungsvorgang ein langsamer Blutzuckeranstieg. Diese Kohlenhydrate aus der Nahrung fließen in unser Blutzuckersystem (2) und erhöhen so den Blutzucker. Wenn der Blutzuckerspiegel steigt, so erreicht er bald einen Glucostat (3), wie wir ihn nennen wollen. Dieser Glucostat oder Blutzuckerfühler ist mit einem Thermostat bei einer automatischen Ölheizung vergleichbar. Wenn die Raumtemperatur unter einen auf diesem

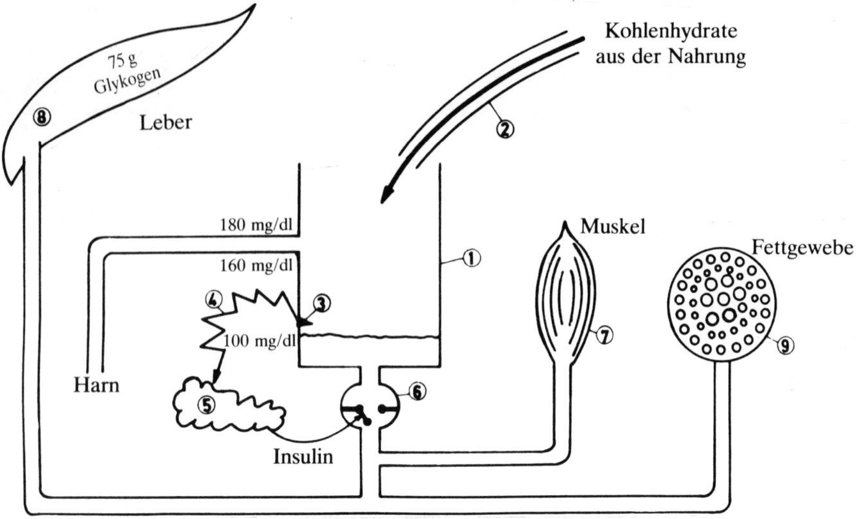

Schema des Blutzuckergleichgewichts im menschlichen Organismus

Thermostat eingestellten Wert sinkt, so wird ein elektrischer Stromkontakt ausgelöst, und die Heizung springt an. Hat die Raumtemperatur die auf dem Thermostat eingestellte Temperatur wieder erreicht, so wird durch ein elektrisches Signal die Heizung wieder abgestellt.

Ähnlich arbeitet unser Glucostat: Er sendet, sobald der Blutzuckerspiegel ihn erreicht hat, ein Signal (4) aus an die Bauchspeicheldrüse (5), die dann ihrerseits Insulin ausschüttet. Dieses Insulin öffnet eine Klappe in einem Regelmechanismus, der unter unserem Blutzuckersystem angebracht ist (6). Wenn die Klappe nun geöffnet wird, so kann der Blutzucker nach unten abfließen, bis der normale Blutzuckerspiegel wieder erreicht ist. Inzwischen hat der Glucostat aufgehört, Signal zu geben, die Bauchspeicheldrüse schüttet kein Insulin mehr aus, die Klappe schließt sich wieder. Auf diese Art und Weise bleibt der Blutzuckerspiegel beim Stoffwechselgesunden immer konstant.

Insulin öffnet die Klappe

Wo fließt der Blutzucker nun aus unserem Blutzuckersystem hin, wenn das Insulin die Klappe in dem Reglermechanismus geöffnet hat? Zunächst einmal fließt der Blutzucker zum Muskelgewebe (7) hin, wo er zur Energiegewinnung benötigt wird. Der Muskel verbrennt den Blutzucker und gewinnt so einen Teil der für die Bewegung erforderlichen Energie.

Was aber, wenn der Mensch sich nicht bewegt und der Muskel ruht? Dann wird keine Energie in der Muskulatur benötigt. Dann können die Kohlenhydrate aus der Nahrung, die aus dem Blutzuckersystem nach Öffnung der Klappe durch das Insulin nach unten abfließen, vom menschlichen Organismus gespeichert werden. Einmal können sie als Reservezucker in der Leber gespeichert werden (8); hier wird der Blutzucker zu einem Reservezukker aufgebaut, den man Glykogen nennt. Die Leber hat jedoch nur eine begrenzte Speicherfähigkeit für Zukker, es können nämlich maximal nur etwa 75 g Reservezucker in der Leber gespeichert werden. Man sieht also, daß nur ein geringer Teil der erforderlichen Energie bzw. der täglichen Nahrung im menschlichen Organismus als Reservezucker gespeichert werden kann.

Was geschieht nun, wenn dieser Speicher in der Leber schon besetzt ist, die Muskulatur keine Energie braucht und trotzdem immer noch Kohlenhydrate aus der Nahrung angeliefert werden, d. h. anders ausgedrückt, was passiert bei übermäßiger Ernährung? Dann hat der menschliche Körper noch einen schier unerschöpflichen Speicher zur Verfügung, nämlich das Fettgewebe. Alles, was an überflüssiger Nahrung aufgenommen wird, nicht als Energie verbraucht oder in der Leber gespeichert wird, das wird in Fett umgewandelt und im Fettgewebe abgelagert (9).

Überschüsse im Fettgewebe gelagert

Hier können wir also an unserem biochemischen Blutzuckermodell zeigen, wie richtig die Aussage über den Verbleib eines Luxusnahrungsmittels, wie z. B. Torte, ist: “Ein paar Minuten auf der Zunge, ein paar Stunden im Magen, aber ein Leben lang auf der Hüfte.” Alle überschüssige Nahrung wird nämlich im Fettgewebe abgelagert. Und so können Sie weiterhin auch aus unserem Schema ableiten, wie die heute weit verbreitete Übergewichtigkeit, die Fettsucht, zustande kommt.

Überschüssige Kohlenhydrate aus der Nahrung (selbstverständlich kommen überschüssiges Fett und überschüssiges Eiweiß noch hinzu) führen zu einer Ablagerung von Fetten im Fettgewebe und damit zu einer Vermehrung von Fettgewebe - so entsteht die Fettsucht.

Nebenbei bemerkt, ist die Lagerung überschüssiger Kalorien in Form von Fett für den menschlichen Organismus ein sehr rationelles Verfahren, da die gleiche Gewichtsmenge Fett wesentlich mehr Kalorien bzw. Joule enthält als die gleiche Menge an Kohlenhydraten. Dadurch, daß der menschliche Organismus (und überhaupt der Säugetierorganismus) überschüssige Kalorien (bzw. Joule) in Form von Fett anstatt in Form von Kohlenhydraten ablagert, spart er mehr als die Hälfte des Gewichtes ein.

Nun zum Diabetes. Die Ursache des Diabetes ist ein Mangel an Insulin oder zumindest ein Mangel an Insulinwirkung. Wie wirkt sich nun nach unserem Modell ein Mangel an Insulin aus? Meist besteht ja nicht gleich von Anfang an ein absoluter Insulinmangel, sondern zunächst ein relativer Mangel an Insulin. Ein relativer Mangel an Insulin würde in unserem Schema bedeuten, daß die Klappe in dem Regelmechanismus nur noch zu einem Teil geöffnet werden kann. Das bedeutet, daß der Blutzucker steigen muß, wenn weiter Kohlenhydrate aus der Nahrung zugeführt werden. Damit haben wir einen erhöhten Blutzucker und damit das erste Symptom des Diabetes mellitus, nämlich den erhöhten Blutzucker nach einer kohlenhydratreichen Nahrung.

Blutzucker erhöht

Haben wir nur einen leichten Diabetes, wie z. B. einen Altersdiabetes mit einer nur mäßigen Verminderung der Insulinausschüttung aus der Bauchspeicheldrüse, so lassen sich aus diesem Schema auch schon die Schlußfolgerungen für die Behandlung eines leichten Diabetes ziehen: Ein erhöhter Blutzucker läßt sich nämlich nur dann vermeiden, wenn Zucker oder zuckerhaltige Speisen aus der Nahrung weggelassen werden und die Kohlenhydrate in Form von Stärkeprodukten wie Brot und Kartoffeln zugeführt werden. Dann haben wir nur langsame und geringe Blutzuckeranstiege, und die verringerte Öffnung der Klappe in unserem Regelmechanismus erlaubt ein ausreichendes Abfließen des Blutzuckers, so daß keine erheblichen Anstiege des Blutzuckerspiegels mehr vorkommen. Auch resultiert aus diesem Schema dann klar, daß es für den Diabetiker besser ist, mehrere kleine Mahlzeiten zu sich zu nehmen als wenige große. Denn die nur gering geöffnete Klappe erlaubt ein langsames Abfließen des Blutzuckers, ist aber dem Ansturm einer kohlenhydratreichen, großen Mahlzeit nicht mehr gewachsen.

Bei der Behandlung des Diabetes mit Verzögerungsinsulin wird eine gleichbleibende mäßiggradige Öffnung der Klappe in unserem Reglermechanismus erreicht, so daß auch hier eine konstante Diabetesdiät unter Vermeidung von Zucker und unter Einhaltung vieler kleiner Mahlzeiten durchgeführt werden muß. Wird der Typ-I-Diabetes mit einer Insulinpumpe oder mit Altinsulininjektionen behandelt, kann eine Angleichung des Reglermechanismus an den Normalzustand erreicht werden.

Zucker im Urin

Was passiert nun, wenn eine Diät nicht eingehalten wird oder aber, wenn der Insulinmangel stärker wird und die Klappe sich noch weiter schließt? Dann muß der Blutzuckerspiegel natürlich noch weiter steigen. In diesem Blutzuckersystem ist nun ein Überlauf angebracht, so daß ab einer bestimmten Blutzuckerhöhe ein Teil des Zukkers, wenn auch nicht alles, durch diesen Überlauf in den Harn übertritt. Diese Blutzuckerhöhe, ab der Zucker in den Harn ausgeschieden wird, nennt man die Nierenschwelle. Sie liegt zwischen

160 und 180 mg/dl Blutzucker. Wenn der Blutzucker diese Höhe überschreitet, kann im Harn Zucker nachgewiesen werden. Somit hätten wir das zweite Hauptsymptom der Zuckerkrankheit, die Harnzuckerausscheidung, auch an unserem Beispiel erklärt.

Viel Wasserlassen und Durst

Natürlich wird Zucker nicht in seiner kristallinen Form, wie man ihn z. B. beim Kaufmann kaufen kann, ausgeschieden, sondern der Zucker muß, damit er die Niere passieren kann, in Wasser gelöst werden. Dieses Wasser holt er sich ziemlich gewaltsam und entzieht es dem menschlichen Organismus. Wenn sehr viel Zucker durch den Harn ausgeschieden wird, wird dem menschlichen Körper auch entsprechend viel Wasser entzogen. Dieser Wasserentzug führt dann zu einem Durstgefühl, da durch dieses Signal “Durst” der Organismus veranlaßt werden soll, seinen Wasserhaushalt durch Trinken von Wasser wieder in Ordnung zu bringen.

Auf diese Weise haben wir jetzt anhand unseres Modells auch die Hauptbeschwerden eines frischen oder schlecht eingestellten Diabetikers, nämlich den *Durst* und das *viele Wasserlassen* erklärt. Es ist weiterhin nach dieser Erklärung verständlich, daß ein Diabetiker, der Durst hat, nicht heldenhaft gegen diesen Durst ankämpfen und versuchen soll, ihn zu bezwingen, sondern, daß er trinken muß, sich Wasser zuführen muß, damit sein Wasserhaushalt wieder in Ordnung gebracht wird. Ein heroisches Dursten ist gänzlich fehl am Platze. Natürlich müssen auch Maßnahmen ergriffen werden, die Ursache des Durstes, nämlich den erhöhten Blutzucker, d. h. den entgleisten Diabetes, auszugleichen.

Mattigkeit und Müdigkeit

Was passiert weiterhin, wenn durch den Mangel an Insulin die Klappe in unserem Regelmechanismus unseres Blutzuckermodells nicht genügend Blutzucker aus unserem Blutzuckersystem abfließen läßt? Wie aus dem Schema ersichtlich, steht dann auch weniger Energie für die Muskulatur (6) zur Verfügung, wodurch sich die *Mattigkeit und Müdigkeit* als Folge des unentdeckten oder schlecht eingestellten Diabetes leicht erklären läßt.

Rückgriff auf die Reserven

Wenn dieser Mangel an Energie längere Zeit anhält, so greift der menschliche Organismus auf seine Reserven zurück, da er in jedem Fall bestrebt ist, ein ordentliches Funktionieren aller Systeme nach Möglichkeit aufrechtzuerhalten. Die Reservezucker in der Leber sind schnell verbraucht. Anschließend werden die abgelagerten Reservekalorien im Fettgewebe angebrochen, das Fettgewebe wird abgebaut. Deshalb kann ein Diabetiker, der unentdeckt ist, oder einer, der lange Zeit schlecht eingestellt ist, durch Verlust von Fettgewebe erheblich an Gewicht verlieren.

Einen geringen Gewichtsverlust, etwa 1 bis 2 kg, können wir kurzfristig durch Wasserverlust bei schlecht eingestelltem Diabetes sehen. Diese 1 bis 2 kg werden nach der Diabeteskompensation rasch wieder zugenommen. Der Gewichtsverlust durch Verlust von Fettgewebe dauert Wochen und Monate und kann bis zu 10 kg, ja bis zu 30 kg (je nach Ausgangsgewicht) und mehr betragen.

Auf diese Weise haben wir anhand unseres Modells auch die weiteren Symptome *Leistungsminderung* und *Gewichtsverlust* erklärt.

Ketoazidose - Übersäuerung des Blutes

Der Abbau des Fettgewebes, der immer dann einsetzt, wenn durch Mangel an Insulin die Klappe unvollständig geöffnet wird, hat neben dem Gewichtsverlust auch noch eine andere Folge: Die Fette, die aus dem Fettgewebe zur Energiegewinnung freigesetzt werden, werden in der Leber nämlich nur unvollständig verbrannt. Aus ihnen entstehen die sogenannten Ketonkörper, die dann oberhalb eines bestimmten Blutspiegels wieder in den Harn ausgeschieden werden und hier als Azeton meßbar werden. (Was durch den Patienten meist nicht bemerkt wird, ist der Azetongeruch in der Atemluft. Er ist vergleichbar mit dem Geruch von überreifen Äpfeln oder Nagellackentferner). Wir sehen also, daß bei einem stärkeren Mangel an Insulin nicht nur eine Blutzuckererhöhung und Harnzuckerausscheidung als Ausdruck einer Störung im Kohlenhydratstoffwechsel nachgewiesen werden können, sondern auch eine Ausscheidung von Azeton im Harn als Hinweis darauf, daß nicht nur der Kohlenhydratstoffwechsel, sondern auch der Fettstoffwechsel gestört ist. Eine Ausscheidung von Azeton im Harn zeigt immer eine stärkere Stoffwechselstörung eines Diabetikers an.

Wenn dieser Zustand längere Zeit anhält, dann kommt es durch die Erhöhung der Ketonkörper im Blut (die Ketose) zur Übersäuerung des Blutes (Ketoazidose) und schließlich zur Bewußtlosigkeit des Patienten. Dann haben wir das Vollbild des lebensbedrohlichen diabetischen Komas vor uns.

An diesem anfänglich etwas kompliziert erscheinenden Schema über die Regulation des Blutzuckergleichgewichts läßt sich leicht ableiten, wie durch den Mangel an Insulin beim Diabetes mellitus die einzelnen Erscheinungen wie Blutzuckererhöhung, Harnzuckerausscheidung, gesteigerter Durst, vermehrtes Wasserlassen, Leistungsminderung und Gewichtsverlust sowie Azetonausscheidung im Harn entstehen und wie es schließlich auch zu einem diabetischen Koma kommen kann. In Wirklichkeit sind die Verhältnisse noch viel komplizierter, doch erscheint diese Vereinfachung gerechtfertigt, damit der Diabetiker auf diese Weise die Entstehung der Diabetessymptome versteht und somit seinen Diabetes besser kennenlernt.

Grundlagen der Diätbehandlung des Diabetes mellitus

Gesundheit und Leistungsfähigkeit des Menschen werden von seiner Ernährung beeinflußt. Das gilt für den Diabetiker im besonderen Maß, denn die Diabetesdiät, eine der Erkrankung angepaßte Ernährung, ist unentbehrliche Grundlage jeder Diabetesbehandlung.

Wir können drei Grundprinzipien der Diabetesdiät aufstellen:

1. Die Diabetesdiät soll bedarfsgerecht sein.

2. Die Diabetesdiät besteht im allgemeinen aus mehreren kleinen, über den Tag verteilten Mahlzeiten.

3. Die Diabetesdiät soll schnell resorbierbare (= in's Blut gehende) Kohlenhydrate (Zucker) vermeiden und statt dessen langsam resorbierbare Kohlenhydrate bevorzugen.

Bedarfsgerechte Kost

Der Diabetiker mit Durchschnitts- oder gar Idealgewicht erhält eine Kost, die seinem Nährwertbedarf entspricht, der Untergewichtige eine Aufbaukost und der Übergewichtige eine Reduktionskost. Die wünschenswerte Höhe der Energiezufuhr für Typ-I- und normalgewichtige Typ-II-Diabetiker liegt bei 28 bis 32 Kilokalorien pro kg Körpergewicht.

Nur in seltenen Fällen von schwerer körperlicher Arbeit und bei Jugendlichen erhöht sich der Bedarf auf 35 bis 40 kcal pro kg.

***Das Durchschnittsgewicht* kann nach dem *Broca-Index* wie folgt berechnet werden:**

Körperlänge in cm minus 100 = Durchschnittsgewicht in kg.

Manche Autoren berechnen noch ein Idealgewicht, indem sie von diesem Durchschnittsgewicht bei Männern 10, bei Frauen 15 Prozent abziehen.

Als Faustregel für Kinder kann die Formel von White verwendet werden:

1 000 Grundkalorien pro Tag + (Alter in Jahren x 100)

Beispiel:
8jähriges Kind = 1 000 kcal + (8 x 100 kcal) = 1 800 kcal

Im Einzelfall wird eine Korrektur der Diät anhand der Gewichtskurve notwendig sein.

Ältere Diabetiker und Übergewichtige benötigen häufig nur noch 20 bis 25 kcal pro kg Körpergewicht. Kinder haben einen hohen Energiebedarf. Ob die Diät ausreicht, sollte anhand der Gewichts- und Wachstumskurve regelmäßig überprüft werden.

Energiegehalt der Grundnährstoffe

Die drei energieliefernden Grundnährstoffe, aus denen sich unsere Lebensmittel zusammensetzen, sind die Kohlenhydrate, das Eiweiß (Protein) und das Fett:

1 g Kohlenhydrate liefert rund 4 Kilokalorien

1 g Eiweiß (Protein) liefert rund 4 Kilokalorien

1 g Fett liefert rund 9 Kilokalorien.

Die amtliche Einheit zur Berechnung der Nahrungsenergie ist das Kilojoule (kJ). Eine Kilokalorie entspricht 4,184, also rund 4,2 Kilojoule.

Kleine Mahlzeiten

Dieses zweite Grundprinzip ist durch die eingeschränkte Insulinreserve des Diabetikers bedingt. Der rein diätetisch einstellbare und auch der mit Tabletten einstellbare Diabetiker muß seine Nahrungszufuhr der verringerten Insulinausschüttung anpassen.

Der Diabetiker, der mit Insulin behandelt wird, muß seine Diät und seine Insulintherapie einander anpassen. Für alle Diabetiker, die nur einmal oder zweimal am Tag Insulin spritzen, gilt, daß sie entsprechend der relativ starren Zufuhr von Insulin in das Blut eine gleichermaßen konstante Zufuhr von Kohlenhydraten über den Tag verteilt gewährleisten müssen. Sie sind an 5 - 7 Mahlzeiten zu festen Zeiten gebunden. Diabetiker, die eine Insulinpumpe tragen, sind in der Wahl der Häufigkeit und des Zeitpunktes der Mahlzeiten frei. Sie ersetzen ja das basale Insulin und das Insulin, das zum Essen benötigt wird, getrennt. Diabetiker, die eine der Insulinpumpenbehandlung ähnliche, intensivierte Insulintherapie durchführen, d. h. die mehrmals, im allgemeinen viermal täglich, Insulin spritzen, haben unter Umständen ebenfalls eine gewisse Variationsmöglichkeit und kommen evtl. mit weniger Mahlzeiten aus.

Kohlenhydrate

sind in Form von Zucker oder Stärke enthalten in allen Zuckerarten (z. B. Kochzucker, Traubenzucker, Malzzukker), in allen Getreideprodukten, in Kartoffeln, Obst, den meisten Gemüsesorten und in der Milch.

Wegen der verminderten Insulinreserve müssen freie, schnell resorbierbare Kohlenhydrate vermieden werden, da sie zu Blutzuckerspitzen, Harnzuckerausscheidung und weiter zu Stoffwechselentgleisungen führen. Von Lebensmitteln, die Glukose (= Traubenzukker) und glukosehaltige Zweifachzukker/Disaccharide (Kochzucker, Malzzucker) und Honig enthalten sowie allen damit zubereiteten Speisen, Getränken und Fertigwaren ist dem Diabetiker deshalb abzuraten.

Die Kohlenhydrate dienen auch in der Diabetesdiät hauptsächlich als Energiequelle. Ein gewisser Kohlenhydratanteil in der Ernährung ist notwendig, um einen gesteigerten Fettabbau zu verhindern. Dieser gesteigerte Fettabbau führt u. a. zu Ketonkörpern, somit zum Auftreten einer Ketose mit Azetonausscheidung im Urin. Beim Stoffwechselgesunden tritt eine Ketose auf, wenn der Kohlenhydratanteil in der Nahrung unter 10 Prozent der Gesamtenergiezufuhr gesenkt wird. Beim Diabetiker sollte eine Sicherheitsgrenze von 20 Prozent des Energiebedarfs nicht unterschritten werden. Die maximale Kohlenhydratzufuhr ist abhängig von der individuellen Toleranz und vom Energieverbrauch durch körperliche Arbeit. Der empfohlene mittlere Kohlenhydratanteil von 45-50 Prozent der Energiezufuhr entspricht dem von der Deutschen Gesellschaft für Ernährung empfohlenen Kohlenhydratanteil für die Normalbevölkerung.

Einteilung der Kohlenhydrate

Wegen der unterschiedlichen Zusammensetzung der Lebensmittel fassen wir die kohlenhydrathaltigen Lebensmittel in den Gruppen A, B, C und D zusammen.

Zur Gruppe A gehören stärkehaltige Lebensmittel wie Brot, Kartoffeln, Getreide und Getreideprodukte.

10 g Kohlenhydrate (KH) der Gruppe A enthalten noch ca. 1,5-2,0 g Eiweiß, nur minimale Mengen an Fett und etwa 50 kcal.

Zur Gruppe B gehören Milchprodukte wie z. B. Milch, Dickmilch, Buttermilch und Joghurt. Auf 10 g KH kommen noch ca. 7-10 g Eiweiß, ein unterschiedlicher Anteil an Fett und damit auch ein sehr unterschiedlicher Kaloriengehalt.

Zur Gruppe C gehören alle Obstsorten und die zu berechnenden Gemüse. Obst enthält überwiegend Frucht- und Traubenzucker, Rohrzucker, aber keine nennenswerten Mengen an Fett und Eiweiß. Eine Lebensmittelmenge, die 10 g KH enthält (=1 KE), enthält durchschnittlich 45 kcal.

Zur Gruppe D gehören Fruchtzucker, Sorbit und die damit hergestellten Produkte.

Eiweiß (Protein)

Eiweiß finden wir hauptsächlich in tierischen Lebensmitteln, zum Beispiel in Fleisch, Fisch, Milch, Eiern und daraus hergestellten Produkten. Auch pflanzliche Lebensmittel, also Getreideerzeugnisse, Kartoffeln, Hülsenfrüchte, Nüsse und in geringen Mengen Gemüse und Obst, enthalten Eiweiß.

Eiweiß ist zum Aufbau der Körperzellen notwendig und deshalb unentbehrlich.

Der Eiweißbedarf ist abhängig vom Alter, von der Arbeitsleistung, vom Gesundheitszustand und vom Wachstum des Menschen. In der Schwangerschaft ist der Eiweißbedarf erhöht.

Beim Stoffwechselgesunden beträgt der tägliche Eiweißbedarf im Mittel 0,8 g pro Kilogramm Körpergewicht.

Ein gut eingestellter, komplikationsfreier Diabetiker hat keinen höheren Eiweißbedarf als ein Stoffwechselgesunder. Um den Anteil an versteckten Fetten und auch an Salz einzugrenzen, ist ein geringerer Eiweißanteil heute auf jeden Fall erwünscht. Der Eiweißanteil an der Gesamtenergiezufuhr beträgt circa 15 - 20%.

Fett

Fett kommt in unserer Kost vor als Butter, Margarine, Schmalz, Speck, Öl, aber auch in der Milch, in den Milchprodukten, im Fleisch und im Fisch. Der Fettanteil der Diabetesdiät soll relativ knapp gehalten werden.

Eine zu fettreiche Ernährung führt zu einem Anstieg von Cholesterin- und Triglyceridwerten. Ein hoher Cholesterinspiegel im Blut ist direkt für Arteriosklerose, Herzinfarkt und Schlaganfall verantwortlich.

Wer gesund und schlank bleiben will, kann dies gerade auch durch einen sparsamen und vernünftigen Fettverzehr erreichen. Fett hat von allen Nährstoffen den höchsten Energiegehalt!

Bei körperlich schwer arbeitenden, bei untergewichtigen Diabetikern und bei Kindern wird ein höherer Fettverzehr toleriert.

Die Deutsche Gesellschaft für Ernährung empfiehlt eine Senkung des Fettanteils auf 25 - 30% der Gesamtenergiezufuhr.

In der Diabetesdiät erscheint uns zunächst ein Fettanteil von 30 - 35% der Gesamtenergiezufuhr als praktikabel. Eine zusätzliche Empfehlung bezieht sich auf die Senkung des Anteils gesättigter Fettsäuren.

Besonders viel gesättigte Fettsäuren enthalten Wurst- und Fleischwaren, Milch- und Milchprodukte sowie tierische Fette.

Im Unterschied hierzu enthalten pflanzliche Fette eher mehrfach ungesättigte Fettsäuren (Ausnahme: Kokosfett). Für die Praxis bedeutet dies, den Anteil versteckter Fette möglichst gering zu halten. Ferner sollte das zur Verfügung stehende Kochfett auf jeden Fall in Form von Pflanzenöl verzehrt werden.

Auch der Anteil an Cholesterin in der täglichen Ernährung sollte noch gesenkt werden. Hauptlieferanten des Cholesterins sind nicht nur Eier, sondern auch fette Fleisch- und Wurstwaren, fetter Fisch und Innereien.

Ballaststoffe

Ballaststoffe sind Bestandteile pflanzlicher Lebensmittel (Zellulose, Hemizellulose, Lignine und Pektine), die vom menschlichen Verdauungssystem nicht abgebaut werden. Vor allem die Außenschichten des Getreidekorns, Kartoffeln, Hülsenfrüchte, Kohl- und Wurzelgemüse, die meisten einheimischen Obstarten, besonders das Beerenobst, sind wichtige Ballaststofflieferanten. Ballaststoffreiche Lebensmittel sollten in der Diabetesdiät bevorzugt werden.

Ballaststoffreiche Lebensmittel müssen gut gekaut und eingespeichelt werden, das ist für Zähne, Zahnfleisch und Verdauung von Vorteil.

Ballaststoffe dämpfen den Hunger, weil der Speisebrei länger im Magen verweilt. Das Volumen des Speisebreis im Darm vergrößert sich, weil mehr Wasser gebunden wird. Die Darmpassage wird beschleunigt.

Die Aufnahme von 40 g Ballaststoffen pro Tag bzw. von 25 g pro 1000 kcal der Nahrungsenergie wird als vorteilhaft angesehen.

In unserer Klinik sind Roggengrobschrotbrot und Getreidemüsli die wichtigsten Ballaststofflieferanten.

Nach dem Verzehr von Getreidemüsli (Rezept Seite 32) oder Roggengrobschrotbrot ist der Blutzuckeranstieg deutlich geringer als nach Roggenmischbrot. Dies belegen Studien, die in unserer Klinik durchgeführt wurden.

Bedeutung der Art der Zubereitung

Wichtiger noch als der Ballaststoffgehalt ist die Art der Zubereitung der Nahrung.

Wenn man die gleiche Menge Äpfel als Apfel, Apfelmus oder Apfelsaft verzehrt, hat man jedesmal die gleiche Menge Kohlenhydrate zu sich genommen, aber sehr unterschiedliche Wirkungen auf den Blutzucker. Am schnellsten gehen die Kohlenhydrate aus dem Saft, am langsamsten aus dem naturbelassenen Apfel, den man ja auch noch kauen muß, ins Blut.

Bei Getreide ist die Korngröße, der Schrotungsgrad, entscheidend für die Wirkung auf den Blutzucker. Das ganze

Korn wird nur ganz langsam verdaut. Grob geschrotetes Korn (wie im frisch geschroteten Müsli) wird von den Verdauungsfermenten langsam angegriffen, der Blutzucker steigt langsam an. Mehl macht einen schnellen Blutzuckeranstieg. Dabei haben alle diese Getreidezubereitungen den gleichen Ballaststoffgehalt. Für den Hafer scheint das nicht zu gelten, da Haferflocken sowieso fein aufbereitet und hitzebehandelt sind.

Ein weiterer wichtiger Faktor ist nämlich die Hitzebehandlung der Stärkeprodukte. Erhitzung macht die Stär-

Getreidemischung zur Herstellung von Müsli	**Rezept für Müsli aus Getreide:**
Zutaten: 50 g Weizen 50 g Roggen 50 g Gerste 50 g Hafer 25 g Buchweizen 25 g Hirse 50 g Sesam 100 g Leinsamen **Zubereitung:** Das rohe Getreide und den Buchweizen in einer Getreidemühle grob schroten, Hirse, Sesam und Leinsamen dazugeben und gut vermengen. Die Müslimischung in einem luftdicht verschlossenen Gefäß aufbewahren. 25 g dieser Müslimischung entsprechen 10 g KH.	**Zutaten pro Rezept:** 50 g Getreidemischung (20 g KH) 100 g Magerjoghurt (5 g KH) 10 g zehnprozentige Kaffeesahne (ca. 2 Teelöffel) 1 Teel. Zitronensaft 140 g Apfel mit Schale (15 g KH) oder verschiedene Obstsorten entsprechend gleicher KH-Menge 10 g gemahlene Haselnüsse (ca. 2 gehäufte Teel.) (ohne Haselnüsse verringert sich der Energiegehalt um ca. 70 kcal) Süßstoff nach Geschmack **Nährstoffgehalt pro Rezept ca.:** 14 g Eiweiß 16 g Fett 43 g Kohlenhydrate 10 g Ballaststoffe 40 g anzurechnende Kohlenhydrate 370 kcal

ke angreifbar für die Verdauungsfermente. Gekochtes Korn und Schrot verursachen einen rascheren und höheren Blutzuckeranstieg als ungekochtes Korn und Schrot. Gebackenes Brot ist erhitzte Stärke! Die Kohlenhydrate werden schneller verdaut und gehen schneller ins Blut als aus einem nicht erhitzten Getreideschrot.

Man sollte daher Getreideprodukte möglichst naturbelassen, grob geschrotet, frisch zubereitet und nicht erhitzt (gekocht) verzehren. Ein Müsli aus solchem Getreide macht nur einen geringen Blutzuckeranstieg.

Vitamine und Mineralstoffe

Vollkornprodukte, Kartoffeln, Gemüse und mindestens 10-20 g KH an frischem Obst sollten im täglichen Speiseplan berücksichtig werden. Milch und Milchprodukte (5 g KH einplanen) sowie kleinere Portionen Fleisch oder Fisch, Wurst und Käse gewährleisten eine ausreichende Zufuhr an Mineralstoffen und Vitaminen. Eine besondere Berücksichtigung und Berechnung ist nicht erforderlich.

Alkohol

Alkohol an sich ist für den Diabetiker nicht schädlicher als für den Nichtdiabetiker. Er bringt jedoch für den Diabetiker einige Probleme:

1. Alkohol kann zu Hypoglykämien führen, weil Alkohol die Zuckerneubildung in der Leber hemmt. Diese Unterzuckerungen treten erst nach 10 - 14 Stunden auf, z. B. nach abendlichem Alkoholgenuß am nächsten Morgen oder Vormittag. Natürlich kommt es auch zu Hypoglykämien, wenn Alkohol auf nüchternen Magen getrunken wird. Die Einhaltung der Mahlzeiten vor und nach Alkoholgenuß, also zum Beispiel der Spätmahlzeit, ist deshalb besonders wichtig.

2. Tritt nach vorherigem Alkoholgenuß eine Hypoglykämie (Unterzuckerung) auf, kann diese - wegen der womöglich noch vorhandenen "Fahne" - von Polizei, Mitbürgern und Bekannten als zu starke Alkoholeinwirkung verkannt werden. Eine notwendige Behandlung der Unterzuckerung kann dadurch verzögert werden.

3. Alkoholische Getränke mit hohem Kohlenhydratgehalt sind ungeeignet. Hierzu gehören süße Weine (Ausnahme Gütezeichen "gelb"), süße Sektsorten (Ausnahme extra trocken), handelsübliches Bier und alkoholfreies Bier, Süd- und Süßweine, Obst- und Fruchtweine und Liköre.

Eine Liste alkoholischer Getränke mit ihrem Energiegehalt bringt die Tabelle auf der folgenden Seite.

4. Der Energiegehalt des Alkohols ist nicht zu unterschätzen. Pro Gramm enthält Alkohol 7 kcal.

In kleinen Mengen genossen beeinflussen alkoholische Getränke das Blutzuckerverhalten nicht wesentlich.

Die Einschränkung der Alkoholzufuhr ist zu empfehlen, um Leberschäden

Kalorien-Gehalt alkoholischer Getränke

Weinbrand, 38 Vol.-%	1 Glas = 2 cl	50 kcal
Doppelkorn	1 Glas = 2 cl	45 kcal
Whisky, 43 Vol.-%	1 Glas = 4 cl	120 kcal
Diät-Pils (Diabetiker-Bier)	1 Flasche 0,33 l	100 kcal
Wein mit gelbem Weinsiegel (Diabetikerwein)	1/4 l	160 kcal
Wein "trocken"	1/4 l	160 kcal
Apfelwein	1/4 l	113 kcal

und Unterzuckerungen zu vermeiden. Bei Erkrankungen von Leber oder Bauchspeicheldrüse ist ein Alkoholverbot zwingend.

Frauen sollten generell nicht mehr als zwanzig Gramm Alkohol täglich trinken. Das entspricht circa der Menge von 0,25 l Weißwein oder 0,5 l Bier oder 3 Gläschen (6 cl) Branntwein. Die tägliche Höchstgrenze für Männer liegt bei 40 - 50 Gramm Alkohol.

Während der Schwangerschaft sollte auf Alkohol völlig verzichtet werden (siehe Seite 127). Kinder dürfen grundsätzlich keinen Alkohol bekommen.

Welche alkoholischen Getränke sind erlaubt?

Kohlenhydratfreie Alkoholika, z. B. Cognac, Weinbrand, Rum, Whisky und alle klaren Schnäpse und Getränke mit einem geringen Kohlenhydratanteil, z. B. Diabetiker-Bier, trockene Weine und extra trockener Sekt.

Bei gelbgesiegelten Weinen mit dem Aufdruck "für Diabetiker geeignet" ist auf dem Rückenetikett die genaue Analyse aufgeführt. Diese Weine dürfen pro Liter nicht mehr als 4 g unvergorenen Zucker und 12 Prozent Alkohol enthalten.

Gelbgesiegelte Weine ohne Rückenetikett dürfen nicht mehr als 9 g Restzuckergehalt pro Liter aufweisen.

Trockene italienische, spanische und französische Weine erkennt man am Aufdruck "secco", "seco" oder "sec". Berühmte "trockene" Weine, auch wenn nicht extra so ausgewiesen, sind: Trebbiano, Verdicchio, Est-Est-Est, Soave (Italien), Rioja, Valdepenas (Spanien), Chablis, Muscadet, Entre deux mers (Frankreich). Dazu gehören auch die Weine aus dem Elsaß (Riesling, Gewürztraminer).

Diät - praktisch durchgeführt

Die Diätbehandlung des Typ-II-Diabetikers, des Diabetikers vom Erwachsenentyp, hat andere Schwerpunkte als die des Typ-I-Diabetikers.

Die Diät des Diabetikers vom Erwachsenentyp (Typ-II-Diabetes)

Die Mehrzahl der Typ-II-Diabetiker ist übergewichtig, die Verringerung des Körpergewichtes ist hier vorrangig. Bei erfolgreicher Gewichtsabnahme normalisieren sich häufig Blutzucker sowie Blutfettwerte und auch der Blutdruck. Der Energiebedarf sinkt mit zunehmendem Alter und liegt dann bei 20 bis 25 kcal pro Kilogramm Körpergewicht.

Bei alleiniger Diätbehandlung des Diabetikers vom Typ-II ist die Verringerung der Gesamtkalorien also die wichtigste diätetische Maßnahme. Wird ein Diabetiker vom Erwachsenentyp zusätzlich mit Tabletten behandelt, müssen außerdem die Kohlenhydrate berechnet und der verringerten Insulinausschüttung entsprechend über den Tag verteilt werden. Es ist sinnvoll, die Kohlenhydratmenge zum 1. und 2. Frühstück einzuschränken, da in diesem Tagesabschnitt überwiegend erhöhte Blutzuckerwerte auftreten. Getreidemüsli oder Vollkornbrot zum 1. Frühstück sind Mittel der Wahl, wenn es gilt, bei Typ-II-Diabetikern diesen Blutzuckeranstieg einzugrenzen.

Es ist anzuraten, das Schwergewicht innerhalb der Verteilung auf das Mittagessen und die Nachmittagsmahlzeit zu legen. Hier ist der körpereigene Insulinbedarf geringer und die Blutzuckerwerte sind dann häufig zufriedenstellend. Auch im Rahmen des knapperen Diätplanes sollten (ca. 150 g) Joghurt oder Milch mit eingeplant werden.

Zu berücksichtigen sind auch 10-20 g KH als Obst täglich.

Wichtige Aspekte bei der Diätbehandlung des Typ-I-Diabetikers (des Diabetikers vom jugendlichen Typ)

Auch bei der Aufstellung des Diätplanes des Typ-I-Diabetikers geht der Arzt vom Energiebedarf des Patienten aus. Danach wird die Aufteilung auf die Grundnährstoffe Kohlenhydrate, Fett und Eiweiß und ihre Verteilung auf die einzelnen Mahlzeiten ausgerichtet.

Bei der Verteilung der *Kohlenhydrate* auf die einzelnen Mahlzeiten berücksichtigt der Arzt den Wirkungstyp des Insulins und richtet sich nach Möglichkeit nach den Ernährungsgewohnheiten und häuslichen Gegebenheiten des Diabetikers.

Es ist dabei wie bei einer Bauernregel: Man kann entweder eine einfache Insulinbehandlung mit einer aufwendigen Diät haben oder eine aufwendige Insulinbehandlung mit einer einfachen Diät; d. h., man spritzt entweder ein- oder zweimal Insulin und hält 5 - 7 Mahlzeiten ein oder man spritzt vier- bis fünfmal Insulin und hat nur 3 - 4 Mahlzeiten.

Bei zwei Insulin-Injektionen pro Tag empfiehlt es sich, die KH-Mengen zunächst gleichmäßig über den Tag zu verteilen. Erstes und zweites Frühstück sollten dabei gleiche KH-Mengen enthalten, um Unterzuckerungen vor dem Mittagessen zu vermeiden. Auch die Spätmahlzeit muß ausreichend KH enthalten, um nächtliche Unterzuckerungen in den späten Abendstunden zu verhindern. Was die KH-Menge angeht, sind das Mittagessen und die Nachmittagsmahlzeit vergleichsweise knapper, weil hier die Insulinwirkung nachläßt.

Diabetiker mit drei bis vier Injektionen täglich können die Hauptmahlzeiten mit relativ viel BE bestücken. Die KH-Mengen dieser Mahlzeiten lassen sich durch einen variablen Normalinsulin-Anteil meistens gut abdecken.

Die Einhaltung der KH-Mengen im Rahmen des Diätplanes ist für Typ-I-Diabetiker entscheidend, um Blutzuckerschwankungen in den Griff zu bekommen.

Generell können Diabetiker vom Typ I bei bestehendem Normalgewicht, nach Schulung und bei entsprechender Blutzuckerselbstkontrolle ihre Diät flexibel gestalten.

Diabetesdiät für Kinder und Jugendliche

Kinder und Jugendliche haben einen relativ hohen Energiebedarf (siehe Seite 28). Schulkinder benötigen meistens ein drittes Frühstück zusätzlich, weil sie später zu Mittag essen.

Zusatz-KH (z. B. Obst, Säfte) für den Sportunterricht müssen jeweils extra mitgegeben werden.

Der Verzehr von Süßigkeiten sollte soweit wie möglich eingeschränkt und, wenn überhaupt, dann auf nachmittags oder die Spätmahlzeit gelegt werden.

Um den höheren Kalziumbedarf zu decken, sind täglich 1/4-1/2 Liter Milch oder Joghurt mit zu berücksichtigen.

Austauschen der Kohlenhydrate

Eine möglichst konstante Nahrungszufuhr läßt sich erreichen, wenn nur innerhalb der Gruppen getauscht wird.

Um größere Blutzuckerschwankungen zu verhindern, sollten 1. und 2. Frühstück sowie die Spätmahlzeit KH aus der Gruppe A beinhalten. Mittags, nachmittags und abends sind beim Tauschen außerhalb der Gruppen erfahrungsgemäß keine größeren Blutzuckerschwankungen zu erwarten.

Kohlenhydrat-Austauschtabelle

In der vorliegenden 6. Auflage wurden die Kohlenhydrat-Austauschtabelle und die Eiweiß-Fett-Tabelle vollständig überarbeitet. Die Werte wur-

Beispiel eines Tageskostplanes für einen Typ-II-Diabetiker

Beispiel einer Tageskost für einen übergewichtigen Diabetiker mit einem Energiebedarf von ca. 1 200 kcal.

Diabetesdiät

für Frau/Herrn

ausgefüllt am: **von:**

Die Kost enthält etwa 1200 kcal.

135 g anzurechnende Kohlenhydrate

45 g Fett (davon 25 g Streichfett)

60 g Eiweiß (tierisches Eiweiß ca. 40 g, pflanzliches Eiweiß ca. 20 g)

I. 1. Frühstück
eine Scheibe Roggenvollkornbrot (60 g = 20 g KH)
zwei Teelöffel Diabetiker-Konfitüre (20 g = 10 g KH)
Belag: eine Messerspitze Butter (oder 10 g Halbfettmargarine)
zwei Eßlöffel Magerquark (60 g) oder eine Scheibe magere Wurst oder Käse

II. 2. Frühstück
eine halbe Scheibe Roggenvollkornbrot (30 g = 10 g KH)
eine kleine Birne mit Schale (110 g = 10 g KH)
Belag: eine Messerspitze Butter
eine dünne Scheibe magere Wurst

III. Mittagessen
eine hühnereigroße Kartoffel (65 g = 10 g KH)
ein kleiner Apfel mit Schale (95 g = 10 g KH)
Beilage: eine kleine dünne Scheibe Fleisch oder Fisch/Geflügel (ca. 100 g)
eine Portion Gemüse (150 - 200 g)
ein Eßlöffel Kochfett

IV. Zwischenmahlzeit
zwei bis drei Stück Vollkornzwieback (20 g = 10 g KH)
eine kleine Birne mit Schale (110 g = 10 g KH)

V. Abendessen
eine große Scheibe Roggenvollkornbrot (90 g = 30 g KH)
Belag: wenig Margarine (5 g) oder 10 g Halbfettmargarine
eine Scheibe gekochten Schinken (30 g)
ein bis zwei Tomaten

VI. Spätmahlzeit
ein kleiner Becher Joghurt, mager ohne Frucht (100 g = 5 g KH)
ein kleiner Apfel mit Schale (95 g = 10 g KH)

Beispiel eines Tageskostplanes für einen Typ-I-Diabetiker

Beispiel einer Tageskost für einen Diabetiker mit einem Körpergewicht von 70 kg und einem Energiebedarf von ca. 2000 Kilokalorien. Die Gesamtenergie wurde prozentual im Verhältnis 49/34/17 auf die Grundnährstoffe Kohlenhydrate, Fett und Eiweiß aufgeteilt. Innerhalb dieses Berechnungsbeispieles wurden anrechnungsfreie Gemüse berücksichtigt.

Diabetesdiät

für Frau/Herrn

ausgefüllt am: **von:**

Die Kost enthält etwa 2000 Kalorien
230 g anzurechnende Kohlenhydrate
75 g Fett (davon 45 g Streich- und Kochfett)
85 g Eiweiß (tierisches Eiweiß 52,5 g; pflanzliches Eiweiß 32,5 g)

I. 1. Frühstück		**7.45 Uhr**	**40 g KH**
Gruppe A	30 g KH	= 90 g	Roggenvollkornbrot oder 75 g (1 1/2 Stück) Schrotbrötchen
Gruppe D	10 g KH	= 20 g	Diabetiker-Konfitüre
10 g Streichfett			
10 g Eiweiß		= 60 g	Magerquark
II. 2. Frühstück		**10.45 Uhr**	**50 g KH**
Gruppe A	25 g KH	= 75 g	Roggenvollkornbrot
Gruppe B	10 g KH	= 125 g	Fruchtjoghurt (5 g Eiweiß, 5 g Fett)
Gruppe C	15 g KH	= 130 g	Apfel
10 g Streichfett			
5 g Eiweiß		= 20 g	Streichkäse, mager
III. Mittagessen		**12.45 Uhr**	**50 g KH**
Gruppe A	40 g KH	= 260 g	Kartoffeln
Gruppe C	10 g KH	= 125 g	Pfirsich mit Stein
			200 g Gemüse oder Salat (ohne Anrechnung)

10 g Kochfett (Pflanzenöl)			
15 g Eiweiß		= 100 g	mageres Fleisch oder Fisch (Rohgewicht)
IV. Zwischenmahlzeit		**15.00 Uhr**	**30 g KH**
Gruppe A	20 g KH	= 50 g	Grahambrot
Gruppe C	10 g KH	= 110 g	Birne mit Schale
5 g Streichfett			
5 g Eiweiß		= 20 g	Käse, mager
V. Abendessen		**19.00 Uhr**	**40 g KH**
Gruppe A	40 g KH	= 120 g	Roggenvollkornbrot
		200 g	Salat oder Rohkost (ohne Anrechnung)
10 g Margarine			
10 g Eiweiß		= 30 g	magerer Aufschnitt und
		20 g	magerer Käse
VI. Spätmahlzeit		**frühestens 21.00 Uhr**	**20 g KH**
Gruppe A	10 g KH	= 15 g	Knäckebrot
Gruppe C	10 g KH	= 105 g	Apfelsine ohne Schale
2,5 g Eiweiß		= 15 g	magerer Aufschnitt

den entnommen aus der neuesten Auflage (1986/87) der Nährwerttabellen von Souci, Fachmann und Kraut, Wissenschaftliche Verlagsgesellschaft, Stuttgart. In diesen Tabellen ist der Kohlenhydratgehalt der Lebensmittel neu berechnet worden. Die unverdaulichen Ballaststoffe, die theoretisch auch zu den Kohlenhydraten gehören, sind aufgrund neuerer Analysen vom Gesamtkohlenhydratgehalt abgezogen worden. Die bisher gebräuchliche Austauscheinheit für Kohlenhydrate, die BE (=Broteinheit), berücksichtigt aber nur die verdaulichen Kohlenhydrate. Es ergeben sich daher größere Änderungen der BE. In vielen Fällen entspricht die Menge eines Lebensmittels, die 10 g verdauliche KH nach der neuen Berechnung enthält, der Menge einer BE (12 g KH) nach alter Rechnung. Wir geben daher in diesem Buch als Austauscheinheit für Kohlenhydrate die Menge eines Lebensmittels an, die 10 g verdauliche Kohlenhydrate nach neuer Berechnung enthält und nennen sie Kohlenhydrataustauscheinheit, abgekürzt KE. Wenn Sie von einer Kohlenhydrataustauschtabelle auf eine andere übergehen, sollten Sie natürlich sorgfältig Ihre Blutzucker- und Harnzuckerwerte kontrollieren und ggfs. Ihre Einstellung anpassen. Achten Sie auch bei Kochbüchern, Rezeptsammlungen usw. darauf, wie die Kohlenhydrate dort angegeben und berechnet sind.

Alle Angaben über den Gehalt an Kohlenhydraten sind wie bisher auf alltagsübliche, bzw. leicht meßbare Mengen auf- oder abgerundet, da diese Tabelle für den täglichen Gebrauch im Haushalt bestimmt ist. Bei Gemüse und Kartoffeln beziehen sich die Angaben auf geputzte Ware.

In der Obsttabelle werden zusätzlich die Lebensmittelmengen mit 10 g KH für Obst mit Schale angegeben, um das Abwiegen zu vereinfachen.

Die in den Tabellen der Gruppen A-D angegebenen Mengen entsprechen jeweils 10 g verdaulichen Kohlenhydraten.

Der Gehalt an Eiweiß und Fett ist in den einzelnen Gruppen verschieden.

Fruchtzucker und Sorbit (z.B. Sionon) und alle damit hergestellten Produkte müssen mit ihrem Gehalt an verdaulichen Kohlenhydraten voll in die KH-Berechnung einbezogen werden.

Außerdem sollte der Energiegehalt dieser Produkte beachtet werden (s. Analyse).

Gruppe A

Die jeweilige Lebensmittelmenge dieser Gruppe enthält neben 10 g verdaulichen Kohlenhydraten noch etwa 1,5 - 2 g Eiweiß, insgesamt etwa 50 Kalorien.

Brot	**10 g KH**
Roggenvollkornbrot	30 g
Roggenmisch-, Roggenbrot/-brötchen	25 g
Weizenvollkornbrot	25 g
Weizenmischbrot	25 g
Grahambrot	25 g
Pumpernickel	25 g
Weißbrot/-brötchen, Weizentoastbrot	20 g
Knäckebrot	15 g
Vollkornzwieback	20 g
Kräcker, Salzstangen	15 g
Zwieback	15 g

Mehle, Teigwaren, Nährmittel, Getreide	**10 g KH**
Buchweizen/-grütze /-vollmehl	15 g
Cornflakes	15 g
Grünkern/Dinkel (Gargewicht: 50 g)	15 g
Haferflocken	15 g
Hirse, geschält (Gargewicht: 50 g)	15 g
Nudeln etc., roh (Gargewicht: 45 g)	15 g
Paniermehl	15 g
Puddingpulver	12 g
Reis, roh (Gargewicht: 45 g)	15 g
Roggen	20 g
Roggenmehl, Type 815	15 g

	10 g KH
Roggenmehl, Type 1800	20 g
Sojamehl, vollfett [1]	
Vollkornreis, roh (Gargewicht: 45 g)	15 g
Vollkornteigwaren (Gargewicht: 45 g)	15 g
Weizen	20 g
Weizengrieß	15 g
Weizenmehl, Type 405	15 g
Weizenmehl, Type 1050	15 g
Weizenmehl, Type 1700	20 g
Weizenstärke u. ä.	12 g

[1] Deklaration beachten

Kartoffeln und Kartoffelerzeugnisse	**10 g KH**
Kartoffeln	65 g
Kartoffelknödelpulver	15 g
Kartoffelpufferpulver	15 g
Kartoffelpüree, /-krokettenpulver	15 g
Kartoffelchips	25 g
Kartoffelsticks	20 g
Pommes frites, verzehrfertig	35 g
Kroketten, verzehrfertig	35 g

Hülsenfrüchte	**10 g KH**
Bohnen, weiß, getrocknet	20 g
Bohnen, weiß, gekocht	70 g
Erbsen, reif, geschält	20 g
Linsen, getrocknet	20 g
Linsen, gekocht	75 g

Anmerkung:

Aus praktischer Erfahrung wissen wir, daß die Kohlenhydrate der Hülsenfrüchte nur teilweise blutzuckerwirksam werden. Der Blutzuckeranstieg ist stark verzögert; bezieht man Hülsenfrüchte voll in die KH-Berechnung ein, kann dies bei normoglykämisch eingestellten Typ-I-Diabetikern eine Unterzuckerung zur Folge haben. Daher lassen wir 20 g Hülsenfrüchte unberechnet. Bei höheren Mengen beziehen wir nur die Hälfte der angegebenen Hülsenfrüchte in die KH-Berechnung ein. Wir empfehlen, den Blutzuckerverlauf nach einer Mahlzeit mit Hülsenfrüchten individuell zu testen.

Gruppe B

Die jeweilige Lebensmittelmenge dieser Gruppe enthält neben 10 g verdaulichen Kohlenhydraten unterschiedliche Mengen an Eiweiß und Fett und somit auch einen unterschiedlichen Kaloriengehalt.

Milchprodukte	**10 g KH**	**ca. Eiweiß**	**Fett**	**kcal**
Trink-, Dickmilch, Joghurt, Kefir (3,5% Fett)	200 g	8 g	8 g	140
Milch, Joghurt, Kefir, fettarm (1,5% Fett)	200 g	7 g	3 g	95
Buttermilch	250 g	10 g	1 g	90
Joghurt, mager (0,3% Fett)	200 g	9 g	-	80

Gruppe C

Die jeweilige Lebensmittelmenge dieser Gruppe enthält neben 10 g verdaulichen Kohlenhydraten nur minimale Mengen an Eiweiß und Fett, insgesamt im Durchschnitt 45 Kalorien.
Die Kohlenhydrate bestehen hier in erster Linie aus Fruchtzucker.

Obst	**10 g KH**
Ananas	75 g
Apfel	85 g
Apfel mit Schale	95 g
Apfelsine	105 g
Apfelsine mit Schale	150 g
Aprikosen	100 g
Aprikosen mit Stein	110 g
Banane	55 g
Banane mit Schale	80 g
Birne	100 g
Birne mit Schale	110 g
Brombeeren	120 g
Erdbeeren	160 g
Granatapfel ohne Schale und Kerne	60 g
Grapefruit	110 g
Grapefruit mit Schale	170 g
Guave	150 g
Heidelbeeren (Blaubeeren)	50 g
Himbeeren	175 g
Holunderbeeren	135 g
Honigmelone ohne Schale	80 g
Johannisbeeren, rot	125 g
Johannisbeeren, schwarz	95 g
Johannisbeeren, weiß	110 g
Kakipflaumen	65 g
Kirschen, sauer	95 g
Kirschen, sauer, mit Stein	105 g
Kirschen, süß,	80 g
Kirschen, süß, mit Stein	90 g
Kiwi	95 g
Kiwi mit Schale	110 g
Litschis	60 g
Mandarinen	100 g
Mandarinen mit Schale	140 g
Mango ohne Schale	80 g
Mirabellen	65 g
Mirabellen mit Stein	70 g
Nektarine	80 g
Nektarine mit Stein	90 g
Papaya	420 g
Papaya mit Schale	540 g
Passionsfrucht	75 g
Passionsfrucht mit Schale	105 g
Pfirsich	115 g
Pfirsich mit Stein	125 g
Pflaumen	85 g
Pflaumen mit Stein	90 g
Preiselbeeren	185 g
Quitte	120 g
Renekloden	75 g
Renekloden mit Stein	80 g
Stachelbeeren	95 g
Wassermelone ohne Schale	130 g
Weintrauben	60 g

Obstsäfte (frisch gepreßt) sind wie die entsprechende Obstsorte zu berechnen. 100 ml handelsüblicher Obstsäfte ohne Zuckerzusatz enthalten etwa 10 g KH.

Gemüse	**10 g KH**
Artischocke, gekocht	90 g
Erbsen	95 g
Maiskörner	50 g
Maiskolben	140 g
Rote Bete, roh	120 g

Fortsetzung Gruppe C

Übersicht der Gemüse, von denen bis zu 200 g unberechnet gegessen werden können (100 g Gemüse, roh, enthalten 5 - 8 g KH)

	KH/100g		KH/100g
Bambussprossen	5 g	Möhren	5 g
Bohnen, grün	6 g	Rote Bete, gekocht	5 g
Fenchel	6 g	Sojabohnen	6 g
Kohl-/Steckrüben	7 g	Zwiebeln	6 g

Übersicht der Gemüse, von denen mehr als 200 g unberechnet gegessen werden können (100 g Gemüse, roh, enthalten bis zu 5 g KH).

	KH/100g		KH/100g
Auberginen	4 g	Paprikaschoten	3 g
Bleichsellerie	1 g	Pfifferlinge	**
Blumenkohl	3 g	Radicchio	1 g
Brokkoli	2 g	Radieschen	2 g
Butterpilze	**	Rettich	1 g
Champignons	0,3 g	Rhabarber	2 g
Chicoree	1 g	Rosenkohl	4 g
Chinakohl	1 g	Rotkohl	3 g
Eisbergsalat	4 g	Sauerkraut	2 g
Endivie	1 g	Schwarzwurzeln	1 g
Feldsalat	1 g	Spargel	1 g
Grünkohl	1 g	Spinat	1 g
Gurke	2 g	Steinpilze	**
Knollensellerie	3 g	Tomaten	3 g
Kohlrabi	4 g	Topinambur	4 g
Kopfsalat	1 g	Weißkohl	4 g
Kürbis	3 g	Weiße Rüben	3 g
Lauch/Porree	3 g	Wirsingkohl	4 g
Mangold	3 g	Zucchini	2 g
Morcheln	**		

**Kohlenhydratgehalt stark schwankend

Gruppe D

Der Gehalt an verdaulichen Kohlenhydraten von Fruchtzucker, Sorbit (z. B. Sionon) und die damit hergestellten Produkte werden in unserer Klinik voll in die Kohlenhydratberechnung einbezogen. Beachten Sie die Deklaration.

Eiweiß (Protein) und Fett

Um die empfohlenen Nährstoffrelationen praktikabel umzusetzen, verwenden wir als konstante Berechnungsgröße 10 g Eiweiß (Protein).

Ausgangswerte für die Proteinberechnung sind Lebensmittel tierischer Herkunft.

10 g Eiweiß sind enthalten in 60 g Fleisch, magerem Aufschnitt, Fisch, Quark oder 40 g Käse.

Aufgrund des unterschiedlichen Fettgehalts eiweißhaltiger tierischer Lebensmittel ergibt sich eine Einteilung in fünf Gruppen. Die Zuordnung orientiert sich an auf- bzw. abgerundeten Durchschnittswerten.

Der Fettanteil sollte 35 % der Gesamtenergie nicht überschreiten. Wünschenswert wären 30 %, wie dies von der Deutschen Gesellschaft für Ernährung empfohlen wird.

Als Faustregel für die Fettverteilung gilt: die Hälfte der erlaubten Menge muß für verstecktes Fett eingeplant werden, die andere Hälfte bleibt für Streich- und Kochfett. Der Anteil versteckter Fette läßt sich gut auf die Hälfte begrenzen, wenn Lebensmittel aus den Gruppen I und II bevorzugt gegessen werden. Auch Lebensmittel der Gruppe III sind geeignet. Werden Lebensmittel der Gruppen IV und V verwendet, sollte möglichst der Anteil an Streichfett gekürzt werden.

Ebenso wie die kohlenhydrathaltigen Lebensmittel sollten Streichfett und Belag auf alle Mahlzeiten verteilt werden. Bei einer gemischten Kost werden die Kohlenhydrate langsamer und gleichmäßiger freigesetzt. Außerdem hat die Mahlzeit einen höheren und länger andauernden Sättigungswert. Die folgende Tabelle zeigt den unterschiedlichen Fettgehalt (das versteckte Fett!) der tierischen eiweißhaltigen Lebensmittel.

Nach dem unterschiedlichen Fettgehalt sind die Lebensmittel in fünf Gruppen eingeteilt. Es sind jeweils die Mengen angegeben, die 10 g Eiweiß entsprechen.

Eiweiß-Fett-Tabelle

Gruppe I: 10 g Fett + 1 g Eiweiß

Fleisch - Rohgewicht ohne Knochen

60 g	Kalbfleisch: Filet, Haxe, Keule
60 g	Geflügel: Hühnerbrust, Truthahnbrust (ohne Haut)
60 g	Wild: Rehkeule
60 g	Quark (Magerstufe)
40 g	Käse bis zu 10 % F. i. Tr. (Magerstufe)

Fisch - ohne Gräten

60 g	Austern, Flunder, Flußbarsch, Hecht, Hummer, Kabeljau, Krabben, Krebs, Lengfisch, Miesmuscheln, Schellfisch, Schleie, Scholle, Seelachs, Seezunge, Steinbutt, Zander
60 g	Fisch, geräuchert: Flunder, Schellfisch

Gruppe II: 10 g Eiweiß + 5 g Fett

Fleisch - Rohgewicht ohne Knochen

60 g	Kalbfleisch: Brust,Innereien, Kotelett, Schulter, Schnitzel, Zunge
60 g	Rindfleisch: Filet, Innereien, Kamm, Keule, reines Muskelfleisch, Oberschale, Schulter
60 g	Schweinefleisch: Filet ohne sichtbares Fett, Innereien, Schnitzel
60 g	Geflügel: Brathuhn, Hühnerkeule, Hühnerleber, Truthahnkeule
60 g	Wild: Hase, Hirsch, Kaninchen, Rehrücken
60 g	Aufschnitt: Bündnerfleisch, deutsches Cornedbeef, Geflügel-Jagdwurst, -Gutswurst, -Mosaikpastete, -Fleischpastete, Lachsschinken,Tartar, Putenfleischsülze
40 g	Käse bis zu 20 % F. i. Tr. (Halbfettstufe)

Fisch - ohne Gräten

60 g	Felchen, Forelle, Heilbutt, Karpfen, Kaviar (deutsch), Rotbarsch, Steinbeißer
60g	Fisch, geräuchert: Rotbarsch, Seeaal, Steinbeißer

Gruppe III: 10 g Eiweiß + 10 g Fett

Fleisch - Rohgewicht ohne Knochen

60 g	Hammelfleisch: Keule, Lende
60 g	Rindfleisch: Blume (Rose, Rosenspitz), Hackfleisch, Hochrippe, Kammstück (Fehlrippe), Ochsenschwanz, Roastbeef, Zunge
60 g	Schweinefleisch: Kassler ohne sichtbares Fett, Kotelett
60 g	Geflügel: Ente, Truthahn oder Puter, Suppenhuhn
60 g	Aufschnitt: Dosenwürstchen (Brühwürstchen), Geflügel-Mortadella, -Würstchen, Kalter Braten/Kassler/Schinken (gekocht) ohne Fett
40 g	Käse mit 30 % F. i. Tr. (Dreiviertelfettkäse) bis zu 40 % F. i. Tr. (Fettstufe)

Fisch - ohne Gräten

60 g	Brathering, Hering (frisch), Hering in Gelee, Lachs, Makrele
60 g	Fisch, geräuchert: Bückling, Heilbutt, Kaviar (echt), Makrele, Sprotte

Gruppe IV: 10 g Eiweiß + 15 g Fett

Fleisch - Rohgewicht ohne Knochen

60 g	Hammelfleisch: Schulter
60 g	Rindfleisch: Brust, Querrippe
60 g	Schweinefleisch: Kamm, Keule, Vordereisbein (Haxe), Hintereisbein, Vorderschinken
60 g	Aufschnitt: Bockwurst, Frankfurter u. Wiener Würstchen, Leberpastete, Leberwurst (mager), Lunch Meat, Lyoner, Schinken (roh) ohne sichtbares Fett, Weißwurst
40 g	Käse bis 45 % F. i. Tr. (Vollfettstufe)

Fisch - ohne Gräten

60 g	Aal (frisch), Bismarckhering, Lachs in Öl, Matjesfilet, Thunfisch in Öl
60 g	Schillerlocken

Gruppe V: 10 g Eiweiß + 20 - 30 g Fett	
Fleisch - Rohgewicht ohne Knochen	
60 g	Schweinefleisch: Bratwurst, Kotelett
60 g	Geflügel: Gans
60 g	Hammelfleisch: Kotelett
60 g	Aufschnitt: Blutwurst, Cervelatwurst, Jagdwurst, Leberkäse (Fleischkäse), Leberwurst, Mortadella, Salami
Fisch - ohne Gräten	
60 g	Fisch: Aal, geräuchert

Getränke

An Getränken stehen Kaffee, Tee und Mineralwasser ohne Anrechnung zur Verfügung. Achten Sie bei Mineralwasser auf einen geringen Salzgehalt. Bevorzugen Sie Sorten mit weniger als 100 mg Natrium pro Liter. Mit Süßstoff hergestellte Limonaden und Erfrischungsgetränke enthalten meist wenig Kohlenhydrate und sind ohne Berechnung erlaubt.

Milch, Buttermilch, Kefir usw. sind Getränke, deren natürlicher Kohlenhydratgehalt mit in die Berechnung einbezogen werden muß.

Um den Fettanteil in der Diabetesdiät einhalten zu können, ist der Trinkmilchkonsum möglichst auf 1/2 Liter zu begrenzen.

Ebenso als KH angerechnet werden Fruchtsäfte, Limonaden u. ä., die mit Zuckeraustauschstoffen und evtl. Süßstoff hergestellt werden. Berücksichtigt werden muß auch der Kohlenhydratanteil von Gemüsesäften. Ungeeignet sind wegen ihres Zuckergehaltes Frucht- und Obstsäfte mit der Kennzeichnung “gezuckert”, Fruchtnektar, Süßmost und Fruchtsaftgetränke (Alkoholische Getränke siehe S. 33).

Gewürze

Die Diabetesdiät sollte vielseitig und gut abgeschmeckt sein. Zur Verfügung stehen alle gebräuchlichen Gewürze und Küchenkräuter, aber auch Senf, Meerrettich (ohne Zusatz von Zukker!); Tomatenmark. Worchester-Soße, Soja-Soße und Tomaten-Ketchup für Diabetiker erweitern die Vielfalt. Bayerischer süßer Senf ist bei Verzehrmengen bis 20 g ohne Anrechnung erlaubt.

Kochsalz sollte möglichst sparsam verwendet werden. Salz enthält den Mineralstoff Natrium, das in kleinen Mengen für unseren Körper wichtig ist. Zuviel Natrium ist neben dem weit verbreiteten Übergewicht eine der wesentlichen Ursachen für die Entwicklung des hohen Blutdrucks. Durch konsequente Verwendung von jodiertem Speisesalz kann man dem Jodmangel entgegenwirken.

Ungeeignet sind verzehrfertige Salat-Dressings, Remouladen mit Zuckerzusatz, Ketchup und Spezial-Soßen wie Spaghetti-, Schaschlik-, Grill-Soße u.ä.

Süßstoffe

Zum Süßen können ohne KH- und Kalorienberechnung die Süßstoffe Saccharin, Cyclamat und Aspartame verwendet werden. Süßstoffe gibt es im Handel in flüssiger Form, als Tabletten und als Streusüße.

Fruchtzucker und Sorbit (Zuckeraustauschstoffe) werden nach der entsprechenden Deklaration berechnet (siehe Gruppe D der Kohlenhydrat-Austauschtabelle).

Notwendigkeit einer Diätwaage

Zum Abwiegen der Kohlenhydrataustauscheinheiten (KE) zu den täglichen Mahlzeiten braucht der Diabetiker eine genaue Waage mit einer möglichst übersichtlichen Maßeinteilung. Die Teilbereiche sollten nicht größer als 5 g sein.

Sehbehinderten Patienten erleichtert eine Digitalwaage das Ablesen.

Im Alltag ist es notwendig, die Diät nach Augenmaß abschätzen zu können. Abschätzen läßt sich aber nur über das Abwiegen lernen und üben, deshalb bleibt eine häufige Kontrolle des Augenmaßes unerläßlich.

Abwechslungsreiche Mahlzeiten

Auch eine Diabetikerkost läßt abwechslungsreiche Mahlzeiten zu, wenn man den Küchenzettel mit Überlegung und Phantasie plant und die Austauschmöglichkeiten nutzt.

Das übliche Frühstück ließe sich z. B. durch ein Müsli variieren. Dieses wäre eine gute Möglichkeit, den Blutzukkerverlauf günstig zu beeinflussen, und zudem läßt sich so der Ballaststoffanteil erhöhen.

Anregungen und bewährte Rezepte unserer Klinik finden Sie im "Kochbuch für Diabetiker" von D. Lübke und B. Willms, das im Georg Thieme Verlag, Stuttgart, erschienen ist. Mit Hilfe einzelner Rezepte sowie kompletter Menüvorschläge fällt es nicht schwer, Gerichte auszutauschen und eine schmackhafte Kost im Rahmen des Diätplanes zuzubereiten.

Diätetische Lebensmittel

Grundsätzlich gilt, daß die Diabetesdiät aus handelsüblichen Lebensmitteln zubereitet werden kann. Es gibt aber eine Vielzahl von Lebensmitteln, die einem besonderen Ernährungszweck dienen. Sie unterscheiden sich von Lebensmitteln vergleichbarer Art durch ihre Zusammensetzung und werden dem Sammelbegriff "diätetische Lebensmittel" zugeordnet.

Bei Lebensmitteln mit dem Hinweis "Besonders geeignet im Rahmen der Diabetesdiät" muß der Gehalt an Nährstoffen und die Höhe des Energiegehaltes in Kilojoule (kJ) oder Kilokalorien (kcal) angegeben sein. Diese Angaben beziehen sich jeweils auf 100 g bzw. 100 ml. Auch der Hinweis auf verwendete Zuckeraustauschstoffe und ihre Mengen darf nicht fehlen. Zusätzlich kann angegeben werden, wieviel Gramm oder Stück des jeweiligen Lebensmittels 1 BE (KH) entsprechen.

Bei kritischer Überprüfung der Angaben wird schnell deutlich, welche Produkte brauchbar und nützlich sind. Für den Diabetiker wichtig sind die Angaben über den Kohlenhydratgehalt, einschließlich Fruchtzucker, Sorbit und Xylit.

Saccharin und Cyclamat sind als Süßstoff oder als "Süßstoffmischung von Cyclamat und Saccharin" gekennzeichnet.

Zu beachten ist zudem der Fett- und Energiegehalt, der auch bei diätetischen Lebensmitteln sehr hoch sein kann.

Grundsätzlich sollten Diabetiker prüfen, welche Produkte brauchbar und nützlich, welche begrenzt brauchbar und welche überflüssig sind, somit die Kost nur unnötig verteuern. Mit der Aufstellung auf Seite 50 soll versucht werden, die Auswahl und Entscheidung zu erleichtern.

Diätetische Lebensmittel

I. Brauchbar (im Rahmen der Diätverordnung)			
Produkt	**Menge pro 10 g KH**	**Diätetische Merkmale**	**Allgemeine Hinweise**
Süßstoffe			
Cyclamat + Saccharin (künstlich)	ohne Berechnung	kohlenhydrat- und kalorienfrei	im Handel als Tabletten und in flüssiger Form, koch- und backfest
Aspartame (natürlich)	ohne Berechnung	kohlenhydratfrei kalorienarm enthält Phenylalanin!	im Handel als Tabletten und Streusüße, nicht koch- und backfest
Marmeladen/Obstkonserven/Getränke/Fertigprodukte			
Diabetiker-Konfitüre	20 - 25 g	mit Fruchtzucker oder Sorbit	
Kalorienreduzierte Diabetiker-Konfitüre	35 - 40 g	mit Süßstoff und Fruchtzucker oder Sorbit	
Diabetiker-Obstkonserven	laut Angabe des Herstellers	mit Süßstoff	Obst ohne Flüssigkeit wiegen
Diätlimonaden, Brausen Erfrischungsgetränke z. T. coffeinhaltig	meist ohne Berechnung	mit künstlichen oder natürlichen Süßstoffen	als kalorienarme Getränke im Handel
Diabetiker-Fruchtjoghurt Diabetiker-Fertigdessert	entsprechend der Kennzeichnung	mit künstlichen oder natürlichen Süßstoffen evtl. mit Fruchtzucker oder Sorbit	Inhaltsgröße beachten
Andickungspulver (Nestargel, Tartex Biobin oder Bindefix)	ohne Berechnung	keine verwertbaren Kohlenhydrate	vorsichtig dosieren (quillt nach)

II. Begrenzt brauchbar (im Rahmen der Diätverordnung)			
Produkt	**Menge pro 10 g KH**	**Diätetische Merkmale**	**Allgemeine Hinweise**
Natürl. Zuckeraustauschstoffe			
Fruktose (Fruchtzucker)	10 g		Höhere Süßkraft als Zucker beim Zusatz zu kalten Speisen
Sorbit	10 g	kann bei übermäßigem Verzehr abführend wirken	z. B. als Diabetikersüße oder Diabetikerzucker im Handel
Obstkonserven/Obstsäfte/Getränke/Fertigprodukte und -gerichte			
Diabetiker-Konserven	entsprechend der Kennzeichnung	mit Zuckeraustausch-stoffen	Obst mit Flüssigkeit wiegen
Obstsäfte	entsprechend der Kennzeichnung	mit Süßstoff bzw. Säfte ohne Zuckerzusatz	als Einzelmahlzeit ungeeignet
Obstsäfte	entsprechend der Kennzeichnung	mit Fruchtzucker	geringe Verzehrmenge pro g/KH
Diätlimonaden Fruchtsaftgetränke Erfrischungsgetränke	entsprechend der Kennzeichnung	mit Zuckeraustausch-stoffen	ungünstiger als mit Süßstoff hergestellte Getränke
Diät-Fertiggerichte	entsprechend der Kennzeichnung		überwiegend auch für Diabetiker geeignet

Produkt	Menge pro 10 g KH	Diätetische Merkmale	Allgemeine Hinweise
Süßwaren			
Diabetiker-Eiscreme	entsprechend der Kennzeichnung	mit Zuckeraustauschstoffen	
Diabetiker-Kuchen Gebäck, Stollen Backmischungen	entsprechend der Kennzeichnung oft hoher Fettanteil	mit Zuckeraustauschstoffen	möglichst selten eintauschen, genaue Kennzeichnung z. B. im Café erfragen
Diabetiker-Bonbons, Kaugummi o. Zucker	ca. 4 - 6 Stück	mit Zuckeraustauschstoffen	ohne Anrechnung nicht mehr als 5 g KH am Tag
Diabetiker-Schokolade und Pralinen	entsprechend der Kennzeichnung	mit Zuckeraustauschstoffen, hoher Fettanteil	kalorienreich, in die Berechnung einbeziehen und nur nachmittags oder zur Spätmahlzeit eintauschen

III. Überflüssig und allgemein unzweckmäßig sind:

Diabetiker-Spezialbrote, Nährmittel wie Diabetiker-Nudeln, Diabetiker-Mehl, Diabetiker-Puddingpulver, Diabetiker-Zwieback, aber auch kakaohaltiges Getränkepulver "Instant", sprühfertige Sahne für Diabetiker usw.

Diese Tabelle erhebt keinen Anspruch auf Vollständigkeit.

Fertiggerichte für Diabetiker

Zunehmend gibt es für Diabetiker die Möglichkeit, die Mittagsmahlzeit fertig zu beziehen. Dies ist eine Erleichterung für diejenigen, die keine Möglichkeit haben oder aber nicht in der Lage sind, sich das Mittagessen selbst zuzubereiten. Geliefert wird das verzehrfertige Essen täglich oder als Tiefkühlmenü einmal wöchentlich. Fertige Mahlzeiten für Diabetiker fallen unter die Verordnung über diätetische Lebensmittel. Somit ist die im vorherigen Absatz erläuterte Kennzeichnung erforderlich. Günstig ist, wenn die angebotene KH-Menge der eigenen Diätempfehlung entspricht. Wenn die KH-Menge der fertigen Mittagsmahlzeit die der eigenen Empfehlung unterschreiten sollte, muß der fehlende Bedarf ergänzt werden. Stark schwanken sollten Anzahl und Verteilung der KH nicht, weder innerhalb des Tagesplanes noch von Tag zu Tag.

Der Vitamin- und Mineralstoffgehalt jedes Fertigmenüs muß den Tagesbedarf zu einem Drittel decken.

Der Eiweißgehalt darf nicht unter 25 Gramm und der Energiegehalt nicht über 400 kcal liegen.

Ungünstig ist der hohe Salzgehalt der meisten Fertiggerichte.

Wenn möglich, sollten die fertigen Menüs durch frische Salate bzw. Rohkost ergänzt werden.

Spezielle Aspekte der Diabetesdiät – Diabetesdiät in allen Lebenslagen

Diabetesdiät in der Schwangerschaft

In der Schwangerschaft erhöht sich der Energiebedarf erst ab dem 4. Monat um ca. 300 kcal pro Tag. Wichtig für das Wachstum des Kindes ist Eiweiß. Ab dem 4. Monat der Schwangerschaft erhöht sich auch der Eiweißbedarf um insgesamt 30 g täglich. In der Stillzeit verringert sich der zusätzliche Bedarf von 30 g auf 20 g. Der Energiebedarf in der Stillzeit liegt etwa um700 kcal höher als sonst.

Eine abwechslungsreiche Ernährung unter Bevorzugung von Vollkornprodukten, frischem Obst und Gemüse, Kartoffeln, Milch bzw. mageren Milchprodukten, Fleisch und Fisch, sichert die ausreichende Zufuhr fast aller Vitamine und Mineralstoffe. Schwierig ist die Versorgung mit den Mineralstoffen Kalzium und Eisen.

Kalzium wird zum Aufbau des kindlichen Knochengerüstes benötigt. Um den Bedarf zu decken, sollte der tägliche Speiseplan 1/2 l Milch, Buttermilch, Joghurt oder ähnliches enthalten. Auch hier sind magere Milchprodukte zu bevorzugen.

Um einem Jodmangel bei Mutter und Kind vorzubeugen, empfiehlt sich die Verwendung von jodiertem Speisesalz.

Salzen Sie sparsam! Durch den regelmäßigen Verzehr von Seefischen (z. B. Schellfisch, Seelachs, Kabeljau) und Milch läßt sich die Jodzufuhr verbessern.

Alkoholmißbrauch durch die Mutter kann zu schweren Gesundheitsstörungen beim Baby führen. Schon bei 60 Gramm Alkohol (zum Beispiel ca. 0,75 l Wein) pro Woche (!) nimmt die Häufigkeit von Fehlgeburten zu. Deshalb sollten auch alkoholhaltige Stärkungsmittel gemieden werden.

Rauchen gefährdet das Baby während der gesamten Schwangerschaft. Kaffee, Tee und coffeinhaltige Erfrischungsgetränke sind in maßvollen Mengen erlaubt.

Während der Schwangerschaft steigt der Eisenbedarf. Weil Eisen aus Fleisch besonders gut ausgenutzt wird, sollte eine Fleischportion von 100-120 g täglich eingeplant werden.

Da Innereien einen hohen Eisengehalt aufweisen, kann man alle zwei bis drei Wochen Leber essen.

Um die Schadstoffbelastung so gering wie möglich zu halten, sollte nur Schweine- bzw. Kalbsleber gegessen werden. Fleisch nicht roh (Tartar, Mett) oder halbgar (Steaks!) verzehren.

Die Vorteile einer ballaststoffreichen Ernährung gelten auch in der Schwangerschaft. Welche Lebensmittel starke Blähungen verursachen und deshalb zu meiden sind, sollte individuell ausprobiert werden.

Ein normales Körpergewicht verringert Komplikationen während der Schwangerschaft und der Geburt. Liegt bereits zu Beginn der Schwangerschaft ein Übergewicht vor, sollte die Gewichtsabnahme erst im Anschluß an die Stillperiode in Angriff genommen werden.

Diabetesdiät bei körperlicher Arbeit im Beruf und in der Freizeit

Die Diabetesdiät soll bedarfsgerecht sein. Der Energiebedarf wird jedoch ganz wesentlich durch die körperliche Aktivität, d. h. durch die Muskelarbeit, bestimmt. Probleme ergeben sich, wenn die körperliche Aktivität nicht gleichmäßig über die Woche oder über den Tag verteilt ist.

Hat ein Diabetiker einen *Beruf mit schwerer körperlicher Arbeit*, so ist es im allgemeinen notwendig, ihm zwei Diätverordnungen zu geben, eine für die Arbeitstage und eine mit weniger Kalorien für die Ruhetage (Feiertage). Es kann aber auch umgekehrt sein, daß nämlich ein Büroangestellter am freien Wochenende regelmäßig Sport treibt, im Garten arbeitet oder wandert. Auch hier sind häufig zwei verschiedene Diätverordnungen notwendig.

Bei insulinspritzenden Diabetikern wird man zusätzlich auch noch die Insulindosis bei stärkerer körperlicher Arbeit senken, bei höherer Energiezufuhr erhöhen müssen. Durch häufigere Körpergewichtskontrollen und ständige Stoffwechselselbstkontrolle muß man die Richtigkeit der Verordnung und der Insulindosierung überprüfen.

Bei *kurzdauernden körperlichen Belastungen* durch sportliche Betätigung in der Freizeit, z. B. durch Schulsport, das abendliche Handballtraining oder Tennis am Nachmittag, empfiehlt es sich, den Energiemehrverbrauch durch die Muskelarbeit über eine zusätzliche Zufuhr von Kohlenhydraten auszugleichen, um Unterzuckerungen zu vermeiden. Die Menge der Kohlenhydrate hängt davon ab, wie stark die körperliche Belastung im Einzelfall ist. Im allgemeinen genügen zwei sog. Spring- oder Sport-KH-Einheiten in Form von Apfel oder Brot, je zur Hälfte vor und nach dem Sport genommen. Leistungssportler kommen nicht ohne Zucker während des Wettkampfes aus.

Neben dem Ausmaß der Belastung spielt die Höhe des Blutzuckers vor Beginn der körperlichen Aktivität eine Rolle. Je niedriger der Blutzucker ist, umso stärker wirkt die Muskelarbeit blutzuckersenkend und umso größer ist die Schockgefahr. Deshalb sollten sportliche Aktivitäten, soweit möglich, nicht in die Zeit des Wirkungsmaximums des vom Diabetiker verwandten Insulins gelegt werden.

Bei *länger dauernder sportlicher Betätigung*, wie z. B. ganztägigen Wanderungen, Skifahren oder Bergsteigen, wäre es theoretisch auch sinnvoll, den Energiemehrverbrauch durch gesteigerte Energiezufuhr zu decken. Praktisch ist es jedoch nicht immer durchführbar. In diesen Fällen muß die Insulindosis vorher (und auch noch abends nach der körperlichen Belastung) um 1/3 - 1/2 gekürzt werden.

Diabetesdiät im Restaurant und auf Reisen

Voraussetzung für das Essen im Restaurant und auf Reisen ist, daß der Diabetiker die wichtigsten Diätregeln kennt. Darüber hinaus sollte er eine Diätverordnung besitzen, damit er weiß, was und wieviel er zu den einzelnen Mahlzeiten essen darf, und eine Austauschtabelle benutzen, um aus dem unterschiedlichen Angebot richtig auswählen zu können.

Der geschulte Diabetiker, der bereit ist, seine Diät einzuhalten, kann beim Essen im Restaurant nach der Speisenkarte ein geeignetes Gericht auswählen. Häufig ist es möglich, Beilagen, die ungeeignet scheinen, ohne Aufpreis auszuwechseln. Die Menge an Brot, Kartoffeln, Reis oder Nudeln kann nach Augenmaß abgeschätzt werden. Als Vorspeisen sind klare Suppen, Salate und Rohkostteller, Gemüsesäfte, aber auch magerer geräucherter Fisch (siehe Eiweiß-Fett-Tabelle), Muscheln oder Austern geeignet. Es empfiehlt sich, zu fragen, welche Salatsoßen, Marinaden, Dressings usw. Zucker enthalten. Zu vermuten ist dies bei traditionell süß-sauer abgeschmeckten pikanten Speisen z. B. bei Möhrenrohkost und Rotkohl. Eine gute Möglichkeit wäre, sich den Salat selbst zuzubereiten.

Bei der Zusammenstellung des Hauptgerichtes sind gegrillte, gedünstete und auch gebratene und gekochte Fleisch- und Fischspeisen gut geeignet. Ist es nicht möglich, ein Gericht ohne gebundene Soße zu bestellen, so müssen für 125 ml Soße ca. 5 g KH angerechnet werden.

Schlecht abzuschätzen sind Eintöpfe, gebundene Suppen, Mehlspeisen und Nachspeisen. Zu meiden sind zudem panierte und frittierte Gerichte aufgrund des Fettgehaltes. Wichtig für Typ-I-Diabetiker ist die Auskunft, wann das Essen etwa serviert wird, um den Spritz-Eß-Abstand einhalten zu können.

Gerade nach einem Restaurant-Besuch ist die Selbstkontrolle unerläßlich, denn genau abschätzen läßt sich der Kohlenhydratgehalt des Restaurant-Essens selten.

Am leichtesten läßt sich die Diät bei einem Urlaub in einer Ferienwohnung oder auf dem Campingplatz einhalten, wo der Diabetiker sich seine Diät selbst abwiegt und zubereitet. Gut geeignet sind Hotels oder Pensionen, die das Diätgütezeichen RAL führen. In diesen Häusern muß eine Diätfachkraft arbeiten, und man kann eine der Diätverordnung entsprechende Diabetesdiät erwarten.

Von Betrieben, die in ihrem Prospekt ein D = Diät führen, sollte der Diabetiker sich vorher schriftlich bestätigen lassen, daß er auch eine Diabetesdiät bekommen kann; von "Vollpension" in einem Hause, das nicht dazu bereit ist, ist abzuraten.

Zu empfehlen sind Hotels, Pensionen oder Privatunterkünfte mit Frühstück. Aus dem angebotenen Frühstück kann der Diabetiker nach seiner Verordnung auswählen, eine warme Mahlzeit à la carte im Restaurant essen und für die übrigen Mahlzeiten selbst sorgen. Bei einer Reise im Ausland sollte der Diabetiker sich vorher über die Ernährungsgewohnheiten und das Lebensmittelangebot informieren und den Nährstoff- und Energiegehalt ausländischer Obst- und Gemüsesorten kennen. Hilfreich ist es auch, sich über die Zusammensetzung typischer Landesgerichte zu informieren.

Diabetesdiät bei Stoffwechselentgleisung

Das Prinzip der Schontage, mit denen früher routinemäßig die Ersteinstellung eines frisch entdeckten Diabetikers eingeleitet wurde, stammt noch aus der Vorinsulinära.

Die Energiearmut führt zu einer raschen Entzuckerung, die reine Kohlenhydratkost wirkt der Ketonkörperbildung und der daraus folgenden Azetonausscheidung entgegen. Wenn die Ketonkörperbildung, die ja aus dem Abbau des Körperfetts resultiert, schnell gestoppt werden soll, müssen Kohlenhydrate und Insulinwirkung vorhanden sein. Ohne Insulin (körpereigenes oder fremdes, gespritztes) sind Schontage jedoch wirkungslos. Auch können sie nie eine notwendige Insulintherapie, die die Ursache der Ketonkörperbildung beseitigt, ersetzen. Beim Typ-I-Diabetes halten wir daher die Anpassung (Erhöhung) der Insulindosis für die vordringlichste Maßnahme.

Beim übergewichtigen Typ-II-Diabetiker haben Schontage aber auch heute noch ihre Berechtigung, sowohl bei der Einleitung der Behandlung wie auch bei gelegentlich auftretenden Stoffwechselentgleisungen. Sie nehmen dem Diabetiker rasch die lästigen Diabetessymptome und demonstrieren ihm eindrücklich die Wirksamkeit der diätetischen Therapie.

Durch Schontage kann man auch gelegentlich die Insulinresistenz (= Insulinunempfindlichkeit) des übergewichtigen und überernährten, schlecht eingestellten Typ-II-Diabetikers durchbrechen und so noch einmal eine gute Einstellung mit Tabletten erhalten oder aber die Insulindosis drastisch reduzieren.

Bei insulinspritzenden Typ-II-Diabetikern sollte für die Dauer der Schontage die Insulindosis um 20% gekürzt werden.

Schontage

	1. Tag/Obsttag	2. Tag/Gemüse-Reis	3. Tag/Getreide-Kartoffeln
1. Frühstück	2 KE Müsli (25 g Getreidemischung, 70 g Apfel, 50 g Magerjoghurt,	2 KE Müsli	2 KE Müsli
2. Frühstück	1 KE Obst	1 KE Obst	1 KE Obst
Mittagessen	2 KE Obstreis, warm (15 g Reis, 1 KE Obst)	2 KE Reis 200 g Gemüse	2 KE Pellkartoffeln 30 g Kräuterquark 100 g Möhrenrohkost 50 g grüner Salat 5 g Öl
Nachmittag	1 KE Obst	1 KE Obst	1 KE Obst
Abendessen	1 KE Knäckebrot ohne Salz 30 g Hüttenkäse oder Quark mit Kräutern 100 g Tomate 100 g Gurke 1 KE Obst	2 KE Knäckebrot ohne Salz 30 g Paprikaquark 200 g Gemüse als Rohkost 5 g Öl	1 KE Kartoffelsuppe (65 g Kartoffeln, 20 g Lauch, 10 g Zwiebeln, 30 g Möhren) 1 KE Vollkornbrot
Reis und Gemüse ohne Kochsalz zubereiten!			
Täglicher Nährstoffgehalt pro Person ca.:			
Eiweiß	17 g	24 g	20 g
Fett	8 g	12 g	11 g
Kohlenhydrate	88 g	95 g	91 g
anzurechnende Kohlenhydrate	80 g	80 g	80 g
kcal	490 kcal	580 kcal	540 kcal

1 KE = 1 Kohlenhydrataustauscheinheit, diejenige Menge eines Lebensmittels, die 10 g KH enthält

Als Schontage kennen wir Gemüsetage, Obsttage und Hafertage.

Ein Hafertag ist einfach durchzuführen:
Man nimmt pro Mahlzeit 20 bis 40 g Haferflocken, die ohne Milch und ohne Zucker, nur mit Wasser, zu Haferbrei gekocht werden. Das ergibt sechsmal am Tag einen randvollen Suppenteller Haferbrei.

Zwei bis drei Hafertage sind meistens sehr wirkungsvoll und reichen aus, um den gewünschten Effekt zu erzielen.

Akzeptabler als der Hafertag ist oft eine Kombination aus Obst-, Gemüse-Reis und Getreide-Kartoffeltagen (siehe Tabelle Seite 58).

Diabetesdiät bei fieberhaften Erkrankungen

Bei fieberhaften Erkrankungen, z. B. einer Grippe, muß sich die Nahrungszufuhr dem (geringeren) Appetit des Patienten anpassen. Die Kohlenhydratmenge soll jedoch aufrechterhalten werden.

Zwieback, Fruchtjoghurt, Quarkspeisen, Suppen, Obst, Kompott und Säfte bieten sich als Austauschmöglichkeit an.

Diabetesdiät bei Erbrechen und Durchfall

Bei einer akuten Erkrankung mit Erbrechen und Durchfall, z. B. einer Sommerdiarrhoe in südlichen Ländern, ist die wichtigste Maßnahme für einen insulinbedürftigen Diabetiker die Aufrechterhaltung der Insulintherapie - wenn auch auf geringerem Niveau - trotz fehlender Nahrungsaufnahme (s. S. 118). Um das Entstehen einer Ketose und möglicherweise einer Ketoazidose zu verhindern, ist jedoch auch die Zufuhr einer Mindestmenge von Kohlenhydraten erforderlich. Nach experimentellen Untersuchungen reichen 4,4 g Traubenzucker/Stunde aus, um beim Diabetiker das Entstehen einer Ketose zu verhindern. Für die Praxis empfiehlt es sich, 500 ml Tee mit 50 g Zucker zu süßen und diesen Tee schluckweise über 8 - 10 Stunden aufzunehmen. Ein Herunterschlucken mag gar nicht erforderlich sein, da Zucker und Flüssigkeit auch durch die Mundschleimhaut resorbiert werden, wenn der Schluck Tee im Mund gehalten wird.

Bei solchen Krankheiten, bei denen viel Flüssigkeit und Mineralien verlorengehen, ist es wichtig, diese wieder zu ersetzen. Der Nichtdiabetiker behandelt sie mit Coca Cola und Salzstangen. Für den Diabetiker empfehlen sich Mineralwasser, gesüßter Tee und Salzstangen (15 g) oder Cräcker (20 g). Cola-Getränke enthalten in 100 ml elf Gramm Kohlenhydrate.

Verstopfung (Obstipation)

Fast jeder dritte Erwachsene leidet an Verstopfung, überwiegend verursacht durch eine ballaststoffarme Ernährung und Bewegungsmangel.

Auf Abführmittel (Laxantien) sollte man möglichst verzichten. Sie können bei hartnäckiger Verstopfung helfen -

sie sind aber nicht für eine Dauertherapie geeignet!!

Beseitigen oder besser noch verhindern läßt sich diese Störung durch die Umstellung der Ernährungsgewohnheiten. Erfahrungsgemäß dauert es aber einige Tage, bis sich der Darm auf die erhöhte Ballaststoffaufnahme einstellt. Zu Beginn der Kostumstellung können Völlegefühl, Blähungen und evtl. leichte Bauchschmerzen auftreten. Diese Beschwerden verschwinden im Laufe der Zeit.

Für Diabetiker mit Kauproblemen, die nur geringe Mengen an ballaststoffreichen Lebensmitteln verzehren, könnte Weizenkleie, eingerührt in Milchprodukte, geeignet sein, die Darmtätigkeit ohne Medikamente aufrecht zu erhalten. Die Dosierung liegt bei 4 - 6 Eßlöffeln pro Tag, auf 3 Portionen verteilt; gleichzeitig sollten mit jeder Kleieportion mindestens 2 Tassen Flüssigkeit getrunken werden.

Wirkungsvoll ist auch ein altes Hausmittel: Leinsamen, nicht geschrotet, 12 Stunden in kaltes Wasser einweichen und das überflüssige Wasser abgießen. Die leicht schleimigen Leinsamen können dann, in Joghurt oder Apfelmark eingerührt, morgens und abends vor den Mahlzeiten verzehrt werden.

Die Tablettenbehandlung des Diabetes mit Sulfonylharnstoffen

Geschichte

1955 wurden erstmals orale Antidiabetika vom Typ Sulfonylharnstoff in die Diabetestherapie eingeführt. Damit begann ein neues Kapitel der Diabetesbehandlung. Manche Diabetiker konnten statt mit Insulin mit Tabletten behandelt werden.

In den folgenden Jahren wurden zahlreiche Sulfonylharnstoffe hergestellt, die sich vor allem durch ihre Wirkungsstärke und Verträglichkeit unterscheiden.

Wirkung auf die B-Zellen

Der Wirkungsmechanismus der Sulfonylharnstoffe beruht auf einer Stimulation der B-Zellen der Langerhansschen Inseln in der Bauchspeicheldrüse. Durch die Wirkung dieser Tabletten wird die körpereigene Insulinreserve vermehrt ausgenutzt. Die Tablettenbehandlung mit Sulfonylharnstoffen kann demnach nur wirksam sein, wenn der Körper noch selbst in der Lage ist, in den Inselzellen der Bauchspeicheldrüse ausreichend Insulin zu bilden. Ist keine Reserve an eigenem Insulin mehr vorhanden, ist eine Tablettenbehandlung sinnlos. Die Wirkung der Sulfonylharnstoffe ist also gebunden an die noch vorhandene, wenn auch eingeschränkte Fähigkeit der B-Zellen, Insulin zu bilden und freizusetzen.

Präparate und Dosierung

Von den ältesten Sulfonylharnstoffen wird heute noch das Tolbutamid unter dem Handelsnamen Rastinon und Artosin angewandt. Später kamen Redul, Euglucon, Glutril, Pro-Diaban, Glurenorm und Glipizid auf den Markt. Die meisten Diabetiker in Deutschland werden heute mit Glibenclamid, das 1969 als Euglucon in den Handel kam, behandelt. Seit das Patent abgelaufen ist, befinden sich zahlreiche Glibenclamidpräparate im Handel. Sie liegen als Tabletten zu 3,5 mg (Euglucon N) und 1,75 mg (Semi-Euglucon N) vor. Man verteilt die Tabletten meist auf morgens und abends, z. B. 2 x 1 Semi-Euglucon N, bei der Höchstdosis morgens 2 Tabletten zu 3,5 mg und abends 1 Tablette zu 3,5 mg.

Einnahme vor dem Essen

Da die Wirkung der Sulfonylharnstoffe in einer Steigerung der Insulinausschüttung besteht und da wir dieses Insulin für die Verwertung der Kohlenhydrate aus der Nahrung brauchen, ist es sinnvoll, die Tabletten vor dem Essen zu nehmen. Bei manchen Patienten hat es sich bewährt, die Tabletten bis zu einer halben Stunde vor dem Essen zu nehmen, da dadurch die Einstellung noch verbessert werden konnte. Sicherlich ist es nicht nützlich, die Tabletten nach dem Essen einzunehmen.

Geeignet für Erwachsenen-Diabetes

Bei Typ-II-Diabetes (Erwachsenen- und Altersdiabetes) liegt im allgemeinen nur ein relativer Insulinmangel vor. Hier steigern die Sulfonylharnstoffe die Abgabe des körpereigenen Insulins aus der Bauchspeicheldrüse. Es hat sich deshalb die Therapie mit Sulfonylharnstoffen bei Erwachsenen- und Altersdiabetikern bewährt. Da der Diabetes aber im allgemeinen eine fortschreitende Krankheit ist und die Fähigkeit der B-Zellen, noch genügend Insulin zu bilden, im Laufe der Zeit nachläßt, sprechen manche Diabetiker nach einer kürzeren oder längeren erfolgreichen Behandlung mit Tabletten nicht weiter an auf diese Behandlung. Wir nennen solche Patienten *Sekundärversager* der Sulfonylharnstoffbehandlung. Im allgemeinen rechnet man pro Jahr mit durchschnittlich 10 Prozent der Diabetiker, die nicht mehr mit Sulfonylharnstoffen einzustellen sind; das hieße, daß nach 10jähriger Sulfonylharnstoffbehandlung alle Patienten Sekundärversager würden und auf Insulin umgestellt werden müßten.

Kombination mit Biguaniden oder Verdauungshemmern

Bei Sekundärversagern gelingt noch für eine gewisse Zeit eine zufriedenstellende Einstellung der diabetischen Stoffwechsellage durch zusätzliche Gabe von Tabletten vom Typ der Biguanide oder Verdauungshemmer, da diese einen ganz anderen Wirkungsmechanismus haben und sich die unterschiedlichen Wirkungen der verschiedenen Substanzen auf den Stoffwechsel günstig ergänzen.

Heftig umstrittene Studie

Eine heftige Diskussion löste im Jahre 1970 die amerikanische UGDP-Studie (University Group Diabetes Program) aus, wonach die Sulfonylharnstofftherapie das Risiko von Herz- und Gefäßkomplikationen beim Altersdiabetes erhöhen soll. Nach Veröffentlichungen dieser aufsehenerregenden Resultate geriet die Tablettenbehandlung des Diabetes in ein Zwielicht. In den vergangenen Jahren wurden Millionen von Diabetikern jahrelang mit Sulfonylharnstoffen behandelt, ähnliche Beobachtungen wie in der UGDP-Studie wurden aber nicht gemacht. Andere Arbeiten widersprechen sogar den Ergebnissen der UGDP-Studie.

Die Todesfälle an Herz- und Kreislauferkrankungen in der UGDP-Studie sind möglicherweise auf die bekannten Gefäßkomplikationen bei Übergewicht und Fettleibigkeit dieser Diabetiker zurückzuführen.

Die Konsequenz, auf die Tablettenbehandlung ganz zu verzichten, hat man nicht gezogen. Jedoch wird seitdem die Grundlage jeglicher Diabetestherapie, die Einhaltung einer strengen

Diät und eine Normalisierung des Körpergewichtes, stärker in den Vordergrund gestellt. Auch rät der Arzt eher zu einer Umstellung von Tabletten auf Insulin als noch vor Jahren.

Nebenwirkungen selten

Nebenwirkungen werden außerordentlich selten beobachtet. Manchmal werden Hypoglykämien verursacht durch gleichzeitige Gabe anderer Medikamente, die selbst eine gewisse blutzuckersenkende Wirkung besitzen wie z. B. manche Rheumamittel. Auch können Substanzen, die die Ausscheidung von Sulfonylharnstoffen hemmen - wie beispielsweise das Sulfonamid Sulfaphenazol -, die blutzuckersenkende Eigenschaft der Sulfonylharnstoffe verstärken.

Wichtig ist eine regelmäßige Kontrolle der Nierenfunktion während einer Sulfonylharnstofftherapie, da es bei Einschränkung der Nierenfunktion durch einen erhöhten Sulfonylharnstoffspiegel im Blut zu starken Blutzuckersenkungen kommen kann.

Auch bei unzureichender Nahrungsaufnahme und gleichzeitiger Einnahme von Sulfonylharnstoffen können Unterzuckerungserscheinungen auftreten.

Schwangere Diabetikerinnen sollen keine Sulfonylharnstoffe einnehmen, da diese Substanzen über den Mutterkuchen in das werdende Kind übergehen. Zusammenhänge mit der Häufigkeit von Mißbildungen wurden allerdings bislang nicht festgestellt. Eine weitere, aber ebenfalls harmlose Nebenwirkung zeigen ältere Sulfonylharnstoff-Präparate: Sie können eine Alkoholunverträglichkeit hervorrufen.

Die Tablettenbehandlung des Diabetes mit Biguaniden und Verdauungshemmern

Geschichte

Die Biguanide wurden 1957 in die Diabetesbehandlung eingeführt. In den siebziger Jahren häuften sich die Beobachtungen über Todesfälle durch Milchsäurevergiftung (Laktatazidose) nach Biguanidbehandlung. Wegen dieser tödlichen Nebenwirkungen hat das Bundesgesundheitsamt am 1.7.1978 die beiden meistgebrauchten Biguanidpräparate Buformin (Silubin retard) und Phenformin (Dipar) vom Markt genommen.

Nur noch ein Biguanid

Es wird daher heute nur noch ein Präparat in der Diabetestherapie angewandt, und das auch nur selten: das Metformin, das als Glucophage retard im Handel ist.

Eine Tablette enthält 850 mg Metformin. Als Tagesdosis werden 2-3 Tabletten Glucophage retard empfohlen.

Wirkungsmechanismus

Der Wirkungsmechanismus der Biguanide ist anders als der der Sulfonylharnstoffe. Sie sollen

1. den Transport der Kohlenhydrate aus dem Darm in die Blutbahn hemmen oder verlangsamen,

2. die Zuckerausschleusung aus der Leber verringern.

Für die Biguanidwirkung im Bereich des Darmes sprechen folgende Beobachtungen: Der Nüchternblutzucker wird durch die Gabe von Biguaniden nicht beeinflußt.

Der Blutzuckeranstieg nach dem Essen wird aber durch Metformin gehemmt.

Daher sind die Biguanide eigentlich nicht als hypoglykämische (blutzuckersenkende) Substanzen zu bezeichnen, sondern eher als antihyperglykämische Substanzen, das heißt als Substanzen, die den Blutzuckeranstieg hemmen.

Indikation und Anwendung

Ein Biguanid wird heute nur noch in Kombination mit Sulfonylharnstoffen beim übergewichtigen Typ-II-Diabetiker mit drohendem Versagen der Sulfonylharnstoffbehandlung eingesetzt.

Nebenwirkungen

Als unerwünschte Nebenwirkungen werden folgende Beschwerden beobachtet: Appetitlosigkeit, pappiger oder metallischer Geschmack im Mund, Übelkeit, Druckgefühl in der Magengegend, Erbrechen und Durchfälle, seltener Kopfschmerzen und Verstärkung von Herzschmerzen mit Beklemmungsgefühl in der Brust.

Milchsäurevergiftung

Treten diese Nebenwirkungen auf und fühlt sich der Diabetiker schlecht unter der Biguanidtherapie, sollte der Patient das Biguanid sofort absetzen und seinen Arzt aufsuchen. Relativ selten ist das Auftreten einer Milchsäurevergiftung, die sich dann entwickeln kann, wenn eine Ausscheidungsstörung der Niere für Biguanide oder ein Sauerstoffmangel im Gewebe vorliegen.

Um diese fast immer tödlich endende Komplikation zu vermeiden, sind die Kontraindikationen der Biguanidtherapie streng zu beachten. Wichtig ist auch eine regelmäßige Kontrolle der Nierenfunktion.

Kontraindikationen

Biguanide sollten nicht gegeben werden, wenn Insulin unbedingt erforderlich ist (Koma, Infektionen), bei Krankheiten, die eine Milchsäurevergiftung hervorrufen können (Nierenfunktionsstörung, Kreislaufschwäche) und natürlich nicht in der Schwangerschaft.

Zusammenfassend muß gesagt werden, daß die Biguanidbehandlung wegen der teils tödlichen Nebenwirkungen sehr an Bedeutung verloren hat und daß ein Biguanid nur noch bei sorgfältiger Indikationsstellung, Beachtung aller Kontraindikationen und gesicherter Überwachung der Behandlung verordnet werden sollte.

Verdauungshemmer (Resorptionsverzögerer)

Einen ähnlichen Wirkungsmechanismus wie die Biguanide haben Präparate, die die Verdauung der Kohlenhydrate im Darm hemmen und dadurch den Einstrom des Zuckers aus dem Darm in das Blut verlangsamen und so zu einem geringeren, flacheren Blutzuckeranstieg führen. Sie sind wie die Biguanide nicht blutzuckersenkend, sondern verhindern den Blutzuckeranstieg, und verursachen wie die Biguanide Nebenwirkungen im Darm wie Blähungen und Völlegefühl. Auch sie sind geeignet, beim Typ-II-Diabetiker den Blutzuckeranstieg abzuflachen und so zu einer besseren Einstellung zu führen. Sie befinden sich z. Z. noch in klinischer Erprobung. Der bekannteste Vertreter dieser Substanzen ist die Acarbose, ein α-Glucosidasehemmer.

α-Glucosidasen sind Verdauungsfermente, die den letzten Schritt der Kohlenhydratverdauung, die Spaltung der Disaccharide (“Zweifachzucker”, die aus zwei Molekülen Traubenzucker oder aus einem Traubenzucker und einem Fruchtzucker bestehen), vornehmen. Wir können Kohlenhydrate nur als Monosaccharide (“Einfachzukker”, z. B. Traubenzucker oder Fruchtzucker) aus dem Darm in unser Blut aufnehmen.

α-Glucosidasehemmer hemmen also den Blutzuckeranstieg nach dem Essen, der aus Stärke (Vielfachzucker) und dem Disaccharid Rohrzucker (Traubenzucker und Fruchtzucker aneinander gebunden) stammt, nicht aber den Blutzuckeranstieg nach den Monosacchariden Traubenzucker oder Fruchtzucker allein.

Weitere, nach den klinischen Prüfungen sehr erfolgversprechende Präparate sind das BAY m 1099 (Miglitol) und das BAY o 1248.

Es ist zu hoffen, daß diese Präparate bald zugelassen werden und somit für die Diabetesbehandlung zur Verfügung stehen.

Die Insulinbehandlung

Die Insulinbehandlung des Diabetes mellitus ist eine der wenigen lebensrettenden Behandlungsmethoden der Medizin. Rund ein Drittel aller Diabetiker müssen Insulin spritzen.

Geschichte der Insulinbehandlung

Erst nachdem es 1921 Banting und Best, zwei kanadischen Forschern, gelang, ein Insulinpräparat aus tierischen Bauchspeicheldrüsen herzustellen, wurde es möglich, Diabetiker mit dem ihnen fehlenden Hormon zu behandeln.

Das von Banting und Best gewonnene Insulin hatte den Charakter der auch heute noch verwendeten Altinsuline mit einer Wirkungsdauer von ca. 6 Stunden, so daß mehrere Injektionen am Tage erforderlich waren. 1936 wurde das erste Insulinpräparat mit verzögerter Wirkung hergestellt, so daß Diabetiker nun mit einer bzw. zwei Injektionen pro Tag auskamen. Heute sind zahlreiche Verzögerungsinsuline mit verschiedenen Verzögerungsprinzipien auf dem Markt. Anfang der siebziger Jahre entwickelte man verschiedene Verfahren der Reinigung der tierischen Insulinpräparate, so daß die Nebenwirkungen der Insulinbehandlung geringer wurden. Seit Anfang der achtziger Jahre steht uns Humaninsulin zur Verfügung, welches dem menschlichen Insulin in seiner Struktur völlig gleich ist, so daß der Arzt dem Diabetiker das Insulin geben kann, das ihm fehlt.

Indikation

Die Insulinbehandlung ist erforderlich

1. bei Typ-I-Diabetes (Diabetes vom jugendlichen Typ),

2. bei Typ-II-Diabetes, wenn eine gute Einstellung mit Diät und Tabletten nicht mehr erreichbar ist (Sekundärversagen der Sulfonylharnstofftherapie),

3. bei Typ-II-Diabetikern, wenn infolge von Operationen, fieberhaften Erkrankungen oder Unfällen eine besondere Stoffwechselbelastung entsteht (häufig nur vorübergehende Insulinbehandlung erforderlich),

4. in diabetischen Notfallsituationen wie Koma, Präkoma, schwerer Stoffwechselentgleisung etc.,

5. bei Diabetikerinnen in der Schwangerschaft, wenn eine diätetische Einstellung allein nicht ausreicht.

Rinderinsulin, Schweineinsulin, Humaninsulin

Das aus den Bauchspeicheldrüsen von Schlachttieren gewonnene Insulin unterscheidet sich in drei (beim Rinderinsulin) bzw. einer (beim Schweineinsulin) von 51 Aminosäuren vom menschlichen Insulin (Aminosäuren sind die einzelnen Bausteine eines Eiweißmoleküls). Durch den chemischen Austausch der einen unterschiedlichen Aminosäure im Schweineinsulin gegen die entsprechende Aminosäure, die im menschlichen Insulin dort vorhanden ist, hat man Humaninsulin, das dem menschlichen Insulin in seiner Struktur völlig gleicht, hergestellt. Zur gleichen Zeit hat man Colibakterien durch Änderung ihrer Erbanlagen (ihres genetischen Codes) veranlaßt, Humaninsulin zu produzieren. Beide unterschiedlich hergestellten Arten von Humaninsulin sind heute im Handel.

Humaninsulin ist im Vergleich zu Rinderinsulin besser verträglich, im Vergleich zu Schweineinsulin ist der Unterschied in der Verträglichkeit sehr gering. Die Diabeteseinstellung bei Behandlung mit Humaninsulin ist nicht besser als bei Behandlung mit Rinder- oder Schweineinsulin.

Deshalb besteht kein Grund, jemanden, der mit Rinder- oder Schweineinsulin gut eingestellt ist, auf Humaninsulin umzustellen, außer, er hat Unverträglichkeitserscheinungen gegenüber diesen Insulinen wie z. B. Hautallergie, Fettgewebsschwund (Lipo-atrophie) und erhöhte Antikörper im Blut mit hohem Insulinbedarf.

Wenn ein Diabetiker jedoch zum ersten Mal Insulin erhält, sollte man ihm das Insulin geben, das seinem eigenen am ehesten entspricht, und das ist Humaninsulin. Das gilt vor allem für Diabetiker vom jugendlichen Typ (Typ I), die zweimal Insulin spritzen müssen. Diabetiker vom Erwachsenentyp, die am liebsten nur eine Injektion langwirkendes Insulin spritzen, verwenden noch gern langwirkendes Rinderinsulin, da es zur Zeit ein Humaninsulin mit ähnlich langer Wirkungsdauer noch nicht gibt.

Das liegt daran, daß Humaninsulin häufig kürzer wirkt als Schweine- und Rinderinsulin, was man bei Umstellung auf Humaninsulin beachten muß! Schon Schweineinsulin wirkt im allgemeinen kürzer als das entsprechende, vergleichbare Rinderinsulin.

Methoden der Insulinbehandlung

Es gibt unterschiedliche Methoden der Insulinbehandlung, die von verschiedenen Diabeteszentren und Schulen favorisiert werden und die unterschiedliche Anforderungen an die Diabetesführung, die Diät, die Methodik der Selbstkontrolle u. a. mehr stellen.

1. Insulinbehandlung mit einer *einmaligen Dosis* eines langwirkenden Insulins pro Tag. Diese Methode erfordert einen gleichmäßigen Lebenswandel und ist nur für den Diabetiker geeignet, der noch restliches Eigeninsulin hat wie der Typ-II-Diabetiker oder der Typ-I-Diabetiker im Stadium der Remission (Phase der vorübergehenden Erholung der Inselzellen).

2. Insulinbehandlung mit *zwei täglichen Gaben* (morgens und abends) eines mittellangwirkenden Insulins. Diese Methode ist geeignet für den Typ-I-Diabetiker während der ersten (etwa fünf) Jahre seines Diabetes und für viele Typ-II-Diabetiker, vor allem wenn sie schlank sind und nicht mehr ausreichend eigenes Insulin haben.

3. Insulinbehandlung mit *mehrfachen* (mehr als zwei) *täglichen* Insulininjektionen, im allgemeinen kombiniert aus Verzögerungsinsulin und Altinsulin. Diese Methode ist notwendig für den schwer einstellbaren, labilen Typ-I-Diabetes, wird aber auch von Typ-I-Diabetikern gewählt, die damit eine Möglichkeit in der Hand haben wollen, den Zwang zur Regelmäßigkeit eines starren Tagesablaufes etwas auflockern zu können. Einige Möglichkeiten sind unter dem Stichwort individuelle Mischung auf Seite 76 angegeben.

Eine Insulintherapie mit mehr als zwei Insulinspritzen am Tag unter vorwiegender Verwendung von Altinsulin bei engmaschiger Blutzuckerselbstkontrolle nennt man auch *intensivierte konventionelle Insulintherapie*. Sie ist das Gegenstück zur Insulinpumpentherapie.

Wie mit der Pumpentherapie kann man auch mit der intensivierten konventionellen Insulintherapie die Verhältnisse beim Gesunden nachahmen. Man ersetzt das Nüchterninsulin (das basale Insulin), das beim Nichtdiabetiker immer im Blut ist, durch Verzögerungsinsulin (zwei bis vier Injektionen NPH-Insulin), das Insulin, das zum Essen benötigt wird, durch Altinsulin. Der basale Insulinbedarf beträgt etwa 0,35 Einheiten pro kg Körpergewicht in 24 Stunden. Für den prandialen Insulinbedarf (den Insulinbedarf zum Essen) rechnet man etwas mehr als eine Einheit Insulin pro 10 g KH (s. auch S. 78).

Wirkungstyp

Für alle diese verschiedenen Methoden der Insulintherapie sollte der Diabetiker den Wirkungsablauf seines Insulins bzw. seiner Insuline kennen, damit er weiß, womit er umgeht.

Im einzelnen ist der Wirkungsablauf gekennzeichnet durch den Wirkungseintritt, das Wirkungsmaximum und die Wirkungsdauer. Der *Wirkungseintritt* bestimmt maßgeblich den Spritz-Eß-Abstand, d. h. die Zeit, wie lange das Insulin vor der nächsten Mahlzeit gespritzt werden soll. Das *Wirkungsmaximum*, der Zeitpunkt der kräftigsten Wirkung des Insulins, ist auch der Zeitpunkt der stärksten Hypoglykämiegefahr, die mit Kohlenhydraten abgepuffert werden muß. Zu diesem Zeitpunkt kann man durch Selbstkontrolle auch die Wirkung am Blutzukker messen und dann gegebenenfalls die Dosis korrigieren. Die *Wirkungsdauer* eines Insulins bestimmt im wesentlichen die Zahl der täglichen Injektionen, d. h. zum Ende der Wirkungsdauer eines Insulins muß ein Insulinmangeldiabetiker erneut Insulin spritzen.

Man muß jedoch wissen, daß die Wirkungsdauer eines Insulins ganz entscheidend von der Insulindosis abhängt. Je höher die einzelne Insulindosis ist, um so länger ist die Wirkungsdauer, je kleiner die Insulindosis, um so kürzer wirkt das Insulin. Deswegen sind die Angaben über die Wirkungsdauer eines Insulins immer mit ziemlich großen Schwankungsbreiten versehen.

Die verschiedenen Insulinpräparate sollen nun vorgestellt und ihre Wirkungscharakteristik beschrieben werden.

Wir teilen die Insuline nach ihrer Wirkungsdauer in drei Gruppen ein, in schnell- und kurzwirkende, mittellang- und langwirkende Insuline:

Schnell- und kurzwirkende Insuline (Normal- bzw. Altinsuline)

Das Normal- bzw. Altinsulin zeichnet sich durch seinen raschen Wirkungseintritt, eine starke Blutzuckersenkung sowie eine kurze Wirkungsdauer aus. Die Wirkung setzt nach 1/2 bis 1 Stunde ein, hat ein Maximum nach etwa 1 - 2 Stunden und eine Wirkungsdauer von höchstens 5 - 6 Stunden.

Wegen seines raschen Wirkungseintritts beträgt der Spritz-Eß-Abstand im allgemeinen 15 Minuten, d. h. Altinsulin wird 15 Minuten vor einer Mahlzeit injiziert.

Nur vor dem ersten Frühstück empfiehlt sich häufig auch bei Altinsulin ein Spritz-Eß-Abstand von 30 Minuten.

Normal- bzw. Altinsuline

Folgende Handelspräparate sind heute erhältlich (nach Spezies geordnet):

Vom Rind:

Insulin Hoechst

Vom Schwein:

Insulin S Hoechst, Insulin Velasulin Nordisk

Humaninsulin:

H-Insulin Hoechst, Huminsulin Normal Lilly, Insulin Novo Actrapid HM, Insulin Velasulin Human Nordisk

Alle Insuline sind klar. Die Rinder- und Schweineinsuline von Hoechst haben einen sauren pH, alle anderen Insuline sind neutral.

Altinsulin wird bei der Behandlung des diabetischen Koma und Präkoma verwendet. Hier wird es heute meistens intravenös in einer Menge von 6 bis 8 I. E. pro Stunde infundiert. Weitere Anlässe für eine vorübergehende Normal-(Alt)-Insulinbehandlung sind Operationen: Während und nach der

Operation schwankt der Insulinbedarf im allgemeinen stark; diese Schwankungen kann man mit Normal-(Alt-) Insulin am besten auffangen. Das gleiche gilt für die Entbindung bei schwangeren Diabetikerinnen, die dann ebenfalls auf Normal-(Alt-)Insulin umgestellt werden. Bei der Ersteinstellung von kindlichen und jugendlichen Diabetikern mit unbekanntem Insulinbedarf wird häufig nach einem mehrtägigen Behandlungsanfang mit Normal-(Alt-)Insulin auf Verzögerungsinsuline umgestellt.

Schließlich gibt es Patienten mit labiler Stoffwechsellage, die nur mit drei oder vier Insulininjektionen am Tage eingestellt werden können. Hierbei wird häufig morgens und abends ein Verzögerungsinsulin gegeben sowie nach Notwendigkeit, meist mittags oder nachmitags, je nach Blutzuckerhöhe, zusätzlich Altinsulin.

Häufiger verwendet wird heute die Technik des Mischens von Alt- und Verzögerungsinsulin, wobei die individuelle Mischung vom Patienten nach den selbst gemessenen Werten variiert wird.

Dabei wird mit dem Verzögerungsinsulin der Insulinbedarf im Nüchternzustand (das basale Insulin) abgedeckt, mit dem Altinsulin der Insulinbedarf zum Essen. Der Vorteil der Altinsulinbehandlung ist, daß die Aufnahme des Altinsulins ins Blut ungefähr der Aufnahme der Kohlenhydrate parallel geht. Außerdem kann man die Altinsulindosis der KH-Menge anpassen und zusätzlich noch akut die Blutzuckerhöhe korrigieren. Diese Methode der Insulinzufuhr kommt den Verhältnissen beim Stoffwechselgesunden am nächsten.

Auch bei der Behandlung mit der Insulinpumpe verwendet man ausschließlich Normal- bzw. Altinsulin.

Mittellangwirkende Verzögerungsinsuline (Intermediärinsuline)*

Die verzögerte Wirkung dieser Insuline wird durch die Zugabe verschiedener Depothilfsstoffe wie Surfen, Protamin, Zink erreicht oder durch bestimmte Kristallisationsverfahren (die Kristallinsuline der Lenteinsulinreihe der Firma Novo). Die Angaben über Wirkungsdauer und Wirkungsmaximum der Intermediärinsuline treffen nicht für jeden Patienten genau zu, weil sie unter anderem abhängig sind von der Injektionsstelle, der Insulindosis und dem beim einzelnen unterschiedlich schnellen Übertritt des Insulins aus dem Unterhautfettgewebe in die Blutbahn. Die mittellang wirkenden Verzögerungsinsuline haben eine Wirkungsdauer von 10 bis 20 Stunden, sie müssen meistens zweimal am Tage injiziert werden. Dabei ist die Morgendosis häufig größer als die Abenddosis.

Nur wenige Diabetiker mit stabiler Stoffwechsellage und niedrigem Insulinbedarf können mit einer einmaligen Dosis eines Intermediärinsulins eingestellt werden. Diese Diabetiker

* siehe Tabelle auf Seite 72

Mittellangwirkende Insuline

(nach Wirkungsdauer geordnet)

	Wirkungsmaximum (Stunden nach der Injektion)	Wirkungsdauer (Stunden nach der Injektion)	Spezies (R = Rind, S = Schwein, H = Human)	Verzögerungsstoff bzw. -prinzip
Insulin Novo Semilente	4,5 - 5,5	8 - 10	S	Kristalle
Komb Insulin (CR, CS)	1,5 - 2,5	8 - 12	R, S	Surfen
Depot-Insulin Hoechst (CR, CS)	2,5 - 5	10 - 16	R, S	Surfen
NPH-Insulin	4 - 8	10 - 16	S, H	Protamin
Insulin Monotard HM	6 - 8	14 - 18	H	Kristalle
Insulin Novo Rapitard	1 - 3	12 - 24	R, S	Kristalle

In dieser Tabelle sind der Übersichtlichkeit zuliebe die Mischinsuline aus Normalinsulin und NPH-Insulin (S. Tabelle auf S. 74) herausgelassen.

haben meist noch eine restliche Insulineigenproduktion. Beim jugendlichen bzw. Typ-I-Diabetiker geben wir jedoch lieber von vornherein zwei Spritzen, weil die Einstellung damit besser ist und weil die zweite Spritze über kurz oder lang doch fällig wird.

MC-Insulin Novo Semilente ist eine neutrale Aufschwemmung von Insulin mit geringem Zinkzusatz ohne weitere Depothilfsstoffe. MC-Insulin Novo Semilente hat einen langsamen Wirkungseintritt, so daß morgens relativ hohe Blutzuckerwerte auftreten, und eine kurze Wirkungsdauer. Eine Therapie mit Semilente allein ist wegen der zu kurzen Wirkungsdauer meist nicht erfolgreich.

Komb-Insulin ist eine Mischung aus 1/3 Altinsulin mit 2/3 Depot-Insulin Hoechst klar, hierbei ist durch die Mischung ein neuer Insulintyp entstanden mit besonderer Wirkungscharakteristik. Komb-Insulin hat eine rasche, kräftige Anfangswirkung bei mittlerer Wirkungsdauer. Jugendliche und Patienten mit wenig ausgeglichener Stoffwechsellage sowie Neigung zu morgendlichen Hyperglykämien können oftmals gut mit Komb-Insulin eingestellt werden. Nachteilig wirkt sich gelegentlich die schwächer werdende Wirkung am Nachmittag aus, die unter Umständen diätetisch ausgeglichen werden kann. Komb-Insulin muß zweimal am Tag gespritzt werden. Bei Patienten, die tagsüber befriedigend mit Komb-Insulin einzustellen sind, bei denen die Komb-Insulin-Wirkung während der Nacht aber zu kurz und zu kräftig ist, kann die Einstellung mit morgens Komb-Insulin und abends Depot-Insulin vorgenommen werden.

Das *Depot-Insulin Hoechst (CR, CS) klar* hat als Depotsubstanz Surfen. Es zeichnet sich durch einen ausreichend kräftigen Wirkungseintritt, ein Wirkungsmaximum von zweieinhalb bis sechs Stunden sowie eine Wirkungsdauer von 10 bis 16 Stunden aus. Das Mittagessen liegt innerhalb des Wirkungsmaximums, auch der Nachmittag wird noch mit einer ausklingenden Wirkung erfaßt. Zu beachten ist das Einhalten eines zweiten Frühstücks, ca. 2 1/2 bis 3 Stunden nach der morgendlichen Injektion, da zu dieser Zeit die Hauptwirkung liegt. Die besten Ergebnisse erzielt man mit zwei Injektionen Depot-Insulin pro Tag.

Insulin Monotard HM ist ein reines Monokomponent-Humaninsulin, das aus dem Lente-Insulin entwickelt wurde. Es besteht zu 30 Prozent aus Semilente und zu 70 Prozent aus Ultralente human. Es hat einen dem Semilente ähnlichen langsamen Wirkungseintritt, jedoch eine insgesamt lange Wirkungsdauer bis zu 18 Stunden. Meist wird zweimal pro Tag injiziert.

Das *MC-Insulin Rapitard* stellt ein Kombinationsinsulin dar, bei dem die Einzelkomponenten nebeneinander unverändert wirksam sind. Hierbei handelt es sich um eine neutrale Aufschwemmung von 1/4 gelöstem Actrapid vom Schwein und 3/4 kristallisiertem Rinderinsulin ohne Verwendung von Depotstoffen. Durch den Altinsulinanteil kommt es zu einem raschen Wirkungseintritt, die Wirkungsdauer hält 12 bis 24 Stunden an. Es muß meistens zweimal am Tag injiziert werden.

NPH-Insuline*

1948 beschrieb der dänische Chemiker Hagedorn ein verbessertes Protaminsinsulin, das nach ihm **N**eutrales **P**rotamin **H**agedorn (= NPH)-Insulin

* siehe Tabelle auf S. 74

NPH-Insuline

Insuline	Spezies (S = Schwein, H = Human)	Zusammen-setzung
Insulin Insulatard (Human) Nordisk	S, H	
Insulin Mixtard 30/70 (Human) Nordisk*	S, H	(30:70 Alt: NPH)
Insulin Mixtard 50/50 (Human) Nordisk*	S, H	(50:50 Alt: NPH)
Basal-H-Insulin Hoechst	H	
Depot-H-15-Insulin*	H	(15:85 Alt: NPH)
Depot-H-Insulin Hoechst*	H	(25:75 Alt: NPH)
Komb-H-Insulin Hoechst*	H	(50:50 Alt: NPH)
Huminsulin Basal (NPH) Lilly	H	
Huminsulin Profil I Lilly*	H	(10:90 Alt: NPH)
Huminsulin Profil II Lilly*	H	(20:80 Alt: NPH)
Huminsulin Profil III Lilly*	H	(30:70 Alt: NPH)
Huminsulin Profil IV Lilly*	H	(40:60 Alt: NPH)
Protaphan HM Novo	H	
Actraphane HM Novo*	H	(30:70 Alt: NPH)

Die mit * gekennzeichneten Insulinzubereitungen (sogenannte Misch- oder Kombinationspräparate) haben entsprechend ihrem Altinsulin-Zusatz einen betonten Initialeffekt im Vergleich zum Basispräparat.

benannt wurde. Im NPH-Insulin liegen der Verzögerungsstoff Protamin und Insulin im Gleichgewicht (in **isophanem** Verhältnis) vor.

Das hat den Vorteil, daß zugemischtes Normalinsulin so wirkt, wie wenn es getrennt injiziert würde. Es lassen sich also stabile Mischungen aus beliebigen Mengen Normalinsulin und NPH-Insulin herstellen.

Das reine *NPH-Insulin* ist im Handel als *Insulin Insulatard Nordisk, Basal-H-Insulin Hoechst, Protaphan Insulin Novo* sowie *Huminsulin Basal (NPH) Lilly*. Die Wirkung tritt 1 - 1,5 Stunden nach der Injektion ein, das Wirkungsmaximum beginnt 4 Stunden nach der Injektion, also um die Mittagszeit nach der Morgenspritze, und hält bis 8 Stunden nach der Injektion an. Die gesamte Wirkungsdauer beträgt 10 - 16 Stunden, es muß also auch zweimal täglich injiziert werden.

Wegen des langsamen Wirkungseintrittes ist eine Zumischung von Altinsulin zum NPH-Insulin im allgemeinen erforderlich, um den postprandialen Blutzuckeranstieg (postprandial = nach dem Essen) abzufangen.

NPH-Insuline sind gut verträglich. Allergien gegen den Verzögerungsstoff Protamin sind kaum bekannt.

Insulin Mixtard 30/70 Nordisk ist eine Mischung aus 30% Normalinsulin und 70% NPH-Insulin vom Schwein. Es hat einen kräftigen Initialeffekt (= starke Altinsulin-Wirkung kurz nach der Injektion) und ist nach unserer Erfahrung für Patienten mit Insulinunempfindlichkeit, wie übergewichtige Erwachsenendiabetiker, geeignet, weniger aber für normalgewichtige Typ-I-Diabetiker. Das entsprechende Humaninsulin (aus Schweineinsulin gewonnen) heißt *Insulin Mixtard Human Nordisk.*

Auch *Actraphane* Insulin Novo ist ein semisynthetisch hergestelltes Human-NPH-Insulin in einer Mischung 30 : 70 Alt: NPH.

Das *Insulin Mixtard 50/50 Nordisk* liegt als Schweineinsulin oder als Humaninsulin vor und besteht zur Hälfte aus Normalinsulin und zur Hälfte aus NPH-Insulin. Es hat einen meist viel zu kräftigen Initialeffekt und ist deshalb nur ganz selten verwendbar.

Komb-H-Insulin Hoechst ist wie *Mixtard 50/50* ebenfalls eine Mischung aus 50% Altinsulin und 50% NPH-Insulin.

Das *Huminsulin Profil I Lilly* hat nur 10% Normal-(Alt-)Insulinanteil und ist von daher sehr geeignet für den insulinempfindlichen, schlanken, mageren Diabetiker vom jugendlichen Typ. Es ist, wie auch die anderen Insuline der Firma Lilly in Deutschland, ein biosynthetisch hergestelltes Humaninsulin.

Einen etwas stärkeren Initialeffekt hat *Huminsulin Profil II Lilly*, eine 20 : 80-Mischung, gedacht für den insulinunempfindlichen Diabetiker mit höherem Insulinbedarf. Die Altinsulinzumischung ist bei Profil III und Profil IV entsprechend höher.

Das *Depot-H-Insulin Hoechst* ist, obwohl es bis auf das H den gleichen Namen hat wie das Depot CR- und CS-Insulin, ein ganz anderes Insulin als das alte Depot-Insulin-Hoechst. Depot-H-Insulin ist ein Humaninsulin, aus Schweineinsulin hergestellt. Während das Depot-Insulin vom Rind und vom Schwein die chemische Substanz Surfen als Verzögerungsstoff enthält, besteht das Depot-H-Insulin aus 25% Altinsulin und 75% NPH-Insulin mit Protamin als Verzögerungsstoff. Eine Umstellung ohne weiteres kann also Überraschungen ergeben. Auch das Depot-H-Insulin hat einen kräftigen blutzuckersenkenden Effekt in den ersten Stunden nach der Injektion, fast wie Mixtard 30/70, und ist vor allem für den übergewichtigen, insulinresistenten Typ-II-Diabetiker geeignet. *Depot-H-15-Insulin Hoechst* ist ein NPH-Insulin mit einem 15%igen Altinsulinanteil und einem dementsprechend schwächeren Initialeffekt.

Individuelle Mischung

Das NPH-Insulin bietet sich auch zur Herstellung einer individuellen Mischung aus Alt- und Verzögerungsinsulin an. Individuelle Mischung nennen wir ein Verhältnis von Alt- und Verzögerungsinsulin, das nach den individuellen Bedürfnissen des einzelnen Diabetikers - aufgrund der Ergebnisse der Selbstkontrolle festgestellt - in der Spritze hergestellt wird. Vielfach muß diese individuelle Mischung täglich neu - entsprechend den gemessenen Blut- und Harnzuckerwerten - variiert werden. Ja, wir würden eine individuelle Mischung sogar nur den Diabetikern empfehlen, die ihr Mischungsverhältnis Alt : NPH entsprechend den Stoffwechselerfordernissen auch anpassen. Eine regelmäßige Selbstkontrolle mit Dosisanpassung ist also die Voraussetzung für die Durchführung einer Insulinbehandlung mit individueller Mischung aus Alt- und NPH-Insulin.

Eine solche Behandlungsform kann mit den verschiedensten Kombinationen von Alt- und NPH-Insulin durchgeführt werden:

1. Morgens und abends je eine Mischung aus Alt- und NPH-Insulin;

2. morgens und abends eine Mischspritze, dazu mittags eine Injektion Altinsulin, je nach den gemessenen Werten (je nach Bedarf);

3. morgens eine Mischung aus Alt- und NPH-Insulin, vor einem frühen Abendessen nur Altinsulin, vor dem Schlafengehen NPH-Insulin.

Die letztere Kombination ist vor allem dann nützlich, wenn das vor dem Abendessen gegebene NPH-Insulin nicht genügend lange durchreicht, um den morgendlichen Nüchternblutzukker niedrig zu halten.

4. Gegebenenfalls kann man zu dieser letzten Dreierkombination auch eine fakultative Mittagsspritze mit Altinsulin hinzugeben.

5. In besonderen Fällen spritzt man viermal täglich (morgens, mittags, abends und vor dem Schlafengehen) NPH-Insulin und mischt diesem morgens, mittags und abends, vor den drei Hauptmahlzeiten, Altinsulin zu. Erfahrungsgemäß verteilt sich dann der gesamte Insulinbedarf wiederum zur Hälfte auf NPH-Insulin und zur Hälfte auf Altinsulin. Die Hälfte der NPH-Insulinmenge wird vor dem Schlafengehen gegeben, die andere Hälfte im Verhältnis 1/8 : 1/4 : 1/8 vor dem Frühstück, dem Mittagessen, dem Abendessen. Das Altinsulin wird pro KE verteilt (s. z. B. S 78).

Langwirkende Verzögerungsinsuline

Die langwirkenden Verzögerungsinsuline haben eine Wirkungsdauer von

24 bis 36 Stunden, dementsprechend brauchen sie nur einmal am Tag injiziert zu werden. Die langwirkenden Insuline sind nur bei ausgeglichener Stoffwechsellage des Erwachsenen- und Altersdiabetes geeignet. Außerdem ist eine regelmäßige, disziplinierte Lebensweise bei einmaliger Injektion eines langwirkenden Insulins unerläßlich.

Kinder und Jugendliche sollten nicht darauf eingestellt werden, da diese Insuline einen langsamen Wirkungseintritt haben und schlecht steuerbar sind.

Bei einmaliger Injektion eines langwirkenden Insulins kann die Insulinmenge bis zu 48 IE, in Einzelfällen auch mehr betragen. Bei höherem Insulinbedarf ist jedoch eine Umstellung auf zwei Spritzen günstiger.

Da die blutzuckersenkende Wirkung dieser Insulinpräparate erst allmählich einsetzt, müssen das erste und das zweite Frühstück relativ knapp an Kohlenhydraten sein, die Hauptmenge der Kohlenhydrate wird auf die zweite Tageshälfte verteilt.

Der Spritz-Eß-Abstand beträgt wie bei den mittellang wirkenden Insulinen 30 - 45 Minuten.

Das *MC-Insulin Novo Lente* besteht zu 30% aus Semilente (vom Schwein) und zu 70% aus Ultralente (vom Rind). Es handelt sich um ein gut verträgliches Insulin mit einer Wirkungsdauer von ca. 24 Stunden. Es ist sowohl zu 40 IE pro ml wie auch in einer höheren Konzentration (80 IE/ml) im Handel.

MC-Insulin Novo Ultralente ist ein reines kristallines Rinderinsulin mit einer sehr langen Wirkungsdauer von 36 Stunden.

Das entsprechende Humaninsulin heißt *Ultratard HM Novo* und wirkt deutlich kürzer (weniger als 24 Stunden). Es wird heute als Basisinsulin empfohlen. Dabei wird es abends, vor dem Schlafengehen, gespritzt. Zu jeder Hauptmahlzeit, morgens, mittags und abends, wird dann Altinsulin injiziert. Diese Methode der Insulinbehandlung ist auch unter dem Namen Basis-Bolus-Konzept bekannt.

Einstellung auf Insulin im Krankenhaus

Die Ersteinstellung mit Insulin wird im allgemeinen im Krankenhaus, am besten in einer Diabetesklinik oder in einer Diabetesfachabteilung, vorgenommen, da dort die Patienten laufend beobachtet und engmaschig kontrolliert werden können. So kann wohl nur in der Klinik ein Blutzuckernachtprofil zur Abschätzung der Wirkungsdauer des abendlichen Insulins durchgeführt werden.

Auch die erforderliche Schulung und Einführung in die Diätverteilung entsprechend dem Wirkungsprofil des Insulins, die Spritztechnik, die Selbstkontrolle mit Insulindosisanpassung und das Vermeiden von Unterzuckerungen und Entgleisungen ist in einer Diabetesklinik am besten gewährleistet.

Die Insulinbehandlung mit tragbaren Insulinpumpen

1979 haben wir unsere ersten Erfahrungen mit tragbaren Insulinpumpen gesammelt. Seitdem haben sie sich einen festen Platz in der Diabetesbehandlung erobert. Eines können sie jedoch noch nicht: den Blutzucker messen und automatisch die richtige Insulinmenge abgeben. Insulinpumpen geben aus einem Vorratsbehälter, meist einer Spritze, beständig eine bestimmte Menge Insulin, die sogenannte "Basalrate", über einen Plastikschlauch, der im allgemeinen im Unterhautfettgewebe der Bauchhaut liegt, in den Körper ab.

Außerdem gibt der Diabetiker über eine Taste eine extra "Abrufrate" an Insulineinheiten (pro KE) zum Essen. Die Basalrate liegt zwischen 0,5 und 1,0 Einheiten pro Stunde, die Abrufraten pro KE variieren etwas mit der Tageszeit. Zum ersten Frühstück werden nach einer Studie 1,5 - 2,4 IE/KE gebraucht, zum Mittagessen 0,7 - 1,1 IE/KE und zum Abendessen wieder 1,3 - 1,6 IE/KE. Außerdem hängen die Abrufraten noch von der Blutzuckerhöhe ab. Deswegen muß der Diabetiker, der eine Insulinpumpe trägt, im allgemeinen 4 x täglich, vor jeder Mahlzeit und vor dem Schlafengehen, seinen Blutzucker selbst messen. Außerdem empfehlen wir regelmäßige Harnzuckerkontrollen. Die Einstellung des Diabetes ist mit der Pumpe häufig besser als mit Insulinspritzen möglich. Das Ziel, ein normales HbA_{1c}, wird im allgemeinen erreicht.

Weil man mit der Pumpe das Altinsulin direkt zum Essen gibt, ist eine Einhaltung fester Zeiten für Mahlzeiten nicht mehr erforderlich. Man kann z. B. leicht das zweite Frühstück weglassen. Diese Freiheit tauscht man gegen die Abhängigkeit von der "Maschine" ein. Zwar kann man sie zum Duschen o. ä. für eine Stunde ablegen, muß sie aber sonst immer am Körper tragen.

Wegen des großen Aufwandes, den die Insulinpumpenbehandlung für Patient und Arzt bedeutet, bleibt sie auf einen kleinen Kreis von Diabetikern beschränkt. Wir empfehlen sie

1. zur Behandlung des Diabetes in der Schwangerschaft,

2. bei schmerzhaften Neuropathien, die auch zu Depressionen führen,

3. bei sehr labilen Diabetikern mit starken Blutzuckerschwankungen und häufigen Hypoglykämien.

In diesen Fällen haben wir gute Erfahrungen mit der Insulinpumpenbehandlung gemacht.

Technik der Insulininjektion

Jeder soll selbst spritzen

Möglichst jeder insulinbedürftige Diabetiker soll das eigenhändige Spritzen erlernen. Die Gemeindeschwester oder andere Helfer können auch beim besten Willen nicht immer zur Stelle sein.

Kinder sollten ab dem 5. Lebensjahr spritzen lernen.

Eltern und Verwandte sollten die Injektionstechnik ebenfalls beherrschen. In Not- und Krankheitsfällen kann es eine Wohltat bedeuten, wenn Ehegatte, Kinder, Verwandte oder Freunde eine Injektion ohne viel Aufhebens vornehmen können.

Insulinspritze

Die Wahl der Insulinspritze ist von der Insulindosis abhängig. Wer z. B. 40 IE Insulin als Einzeldosis nicht überschreitet, kommt mit 1-ml-Spritzen aus, wer mehr pro Dosis benötigt, braucht 2-ml-Spritzen (1 ml = 1 Milliliter = 1 cm^3 = 1 Kubikzentimeter). Diese Raummaße sind identisch und entsprechen 40 IE Insulin).

Plastik-Spritzen

Verschiedene Firmen bieten Plastik-Insulinspritzen an. Es sollten jedoch nur solche mit langem, schmalem Zylinder, kontrastierendem Spritzenkolben und guter Ablesbarkeit der Skala wie z. B. die Plastipak-Spritze der Firma Becton Dickinson, verwandt werden. Diabetiker, die zwei Insuline in ihrer Spritze mischen, müssen Spritzen mit angeschweißter Nadel benutzen, weil diese den geringsten Totraum haben.

Diese Spritzen gibt es zu 40 IE (1 ml). Für größere Insulinmengen gibt es Spritzen, die 80 IE (2 ml) fassen, auch mit angeschweißter Nadel. Für kleine Insulinmengen (z. B. für Kinder) steht eine Lo-dose-Spritze, die 20 IE faßt, zur Verfügung.

Da früher Glas-Metall-Spritzen auch eine Woche lang ohne Zwischensterilisation benutzt wurden, ist nicht einzusehen, warum Plastikspritzen bei sauberer Handhabung nicht mehrfach, bis zu einer Woche lang benutzt werden können. Untersuchungen haben gezeigt, daß dies gefahrlos möglich ist;

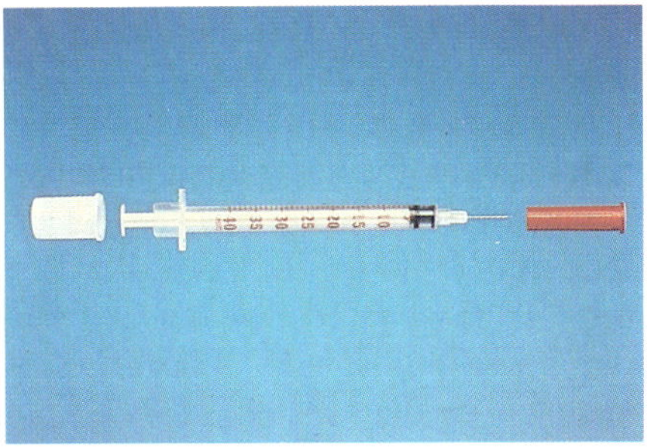

Plastikspritze mit angeschweißter Nadel und aufsetzbaren Schutzkappen.

und viele Diabetiker haben seit Jahren die gleichen guten Erfahrungen mit der Mehrfachverwendung gemacht. Die *Mehrfachverwendung* von Plastik-Insulin-Spritzen ist deshalb auch vom Ausschuß Insulin der Deutschen Diabetes-Gesellschaft empfohlen worden.

Nadeln

Die meisten Spritzen haben heute kurze Nadeln, die gut geschliffen sind, so daß die Injektion fast schmerzfrei ist. Man sticht im allgemeinen bis zum Ansatzstück der Nadel in die Injektionsstelle ein. Die Nadel Nr. 18 (kurz, 18 x 11 mm) wird bevorzugt angewandt, sie erfüllt alle Anforderungen, andere Größen sind entbehrlich.

Injektionshilfen, Pens

Für die intensivierte Insulintherapie mit mehrfachen Altinsulininjektionen pro Tag gibt es heute Injektionshilfen, sogenannte Pens. Diese Pens haben die Form eines Füllfederhalters, haben statt der Feder eine Insulininjektionsnadel, werden mit einer insulinhaltigen Patrone gefüllt, aus der durch Knopfdruck (beim NOVO Pen und Optipen) bzw. durch Drehen des Oberteiles (beim Insuject) Insulin genau dosiert durch die Nadel abgegeben wird. Der NOVO Pen enthält eine Patrone mit 150 IE Actrapid HM, der Optipen von der Fa. HOECHST 300 IE H-Tronin, ein spezielles Insulin für Pens und Pumpen, der Insuject von der Fa. Nordisk 250 IE Velasulin.

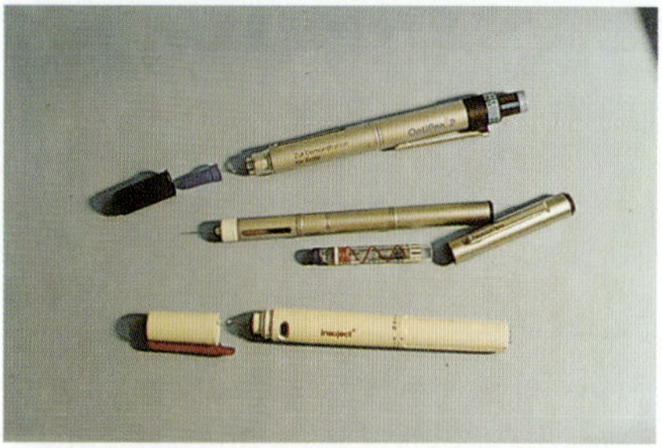

Insuject, Novo Pen I und Optipen; für Altinsulin

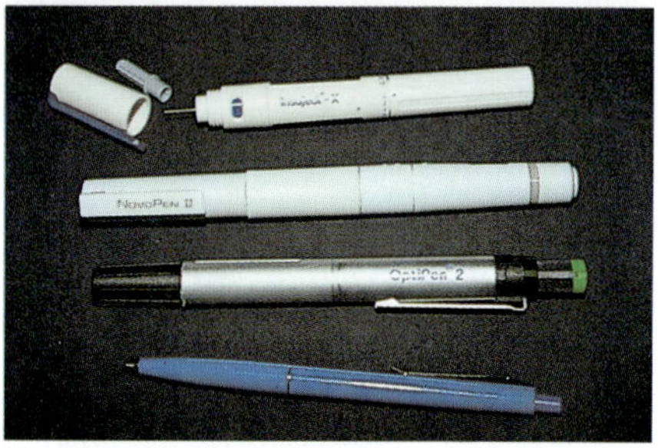

Insuject X, Novo Pen II und Optipen; für Verzögerungsinsulin. Zum Größenvergleich ein Kugelschreiber.

Es gibt auch spezielle Pens für die Verwendung von Verzögerungsinsulinen, so den NOVO Pen II mit Actraphane und Protaphan, den Optipen mit Basal H und Depot H und den Insuject X mit Mixtard H und Insulatard H.

Vorteile der Pens sind: man braucht das Insulin nicht mehr aufzuziehen; ein Pen ist unauffällig überall zu verwenden und nicht als Spritze erkenntlich. Auch Sehbehinderte und Patienten, die Schwierigkeiten haben, Insulin sicher aufzuziehen (z. B. wegen Rheuma), können hiermit Insulin genau dosiert spritzen.

Injektionsbezirke

Insulin darf nur in das Unterhautfettgewebe injiziert werden. Reich durchblutete Hautbezirke wie die Innenfläche der Oberschenkel sind zur Vermeidung von Injektionen in die Blutbahn auszusparen. Allgemein bevorzugt werden die Vorder- und Außenseiten beider Oberschenkel, die im Sitzen entspannt und leicht erreichbar sind. Gut geeignet sind auch die oberen äußeren Viertel des Gesäßes. Die Haut der unteren Gesäßhälften ist oft von Darmkeimen besiedelt und darf deshalb nicht zur Injektion benutzt werden. In zweiter Linie bieten sich die seitlichen Bauchdeckenfalten unterhalb des Nabels an. Wenn man in den Oberarm injiziert, spritzt man leicht in die Muskulatur, weil das Unterhautfettgewebe am Oberarm dünn ist und man ja keine Hautfalte bilden und festhalten kann. Deshalb raten wir von einer Insulininjektion in den Oberarm ab.

Wenig bekannte Injektionsbezirke sind die hinteren Achselfalten und bei Männern die Unterhaut der Brustmuskeln.

Unterschiede in der Insulinresorption

Da die Aufnahme von Insulin aus dem Fettgewebe (= die Insulinresorption) in verschiedenen Injektionsbezirken unterschiedlich schnell ist, sollte man nicht wahllos zwischen den Injektionsbezirken wechseln, sondern wenn, dann bewußt. Am schnellsten wird das Insulin aus der Bauchhaut, dann aus den Armen, am langsamsten aus Oberschenkel und Gesäß aufgenommen. So könnte es nützlich sein, morgens in den Bauch und abends in den Oberschenkel zu spritzen.

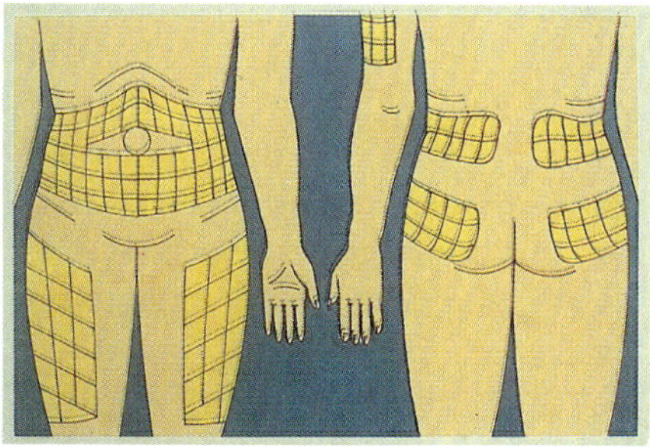

Injektionsbezirke.

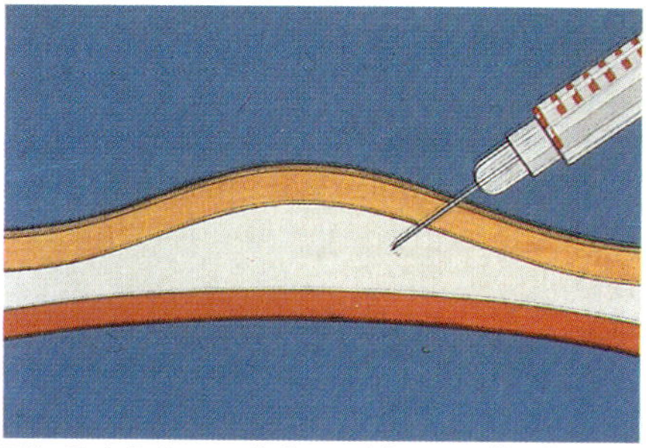

Die Injektion erfolgt subkutan (in das Unterhautfettgewebe).

Aus dickem Fettgewebe wird das Insulin langsamer aufgenommen als aus dünnem. So sollte man ausgesprochene Fettgewebspolster als Injektionsstelle meiden.

Innerhalb der Injektionsbezirke sollte die Spritzstelle jedoch täglich gewechselt werden. Am besten macht man sich einen Plan, einen sogenannten Spritzkalender, nach dem man täglich um 1 cm mit der Spritzstelle weiterwandert, so daß man erst nach 4 bis 8 Wochen wieder an der alten Stelle anlangt.

Leider führen Insulininjektionen nach einiger Zeit zu Gefühlsstörungen, die wegen des nachlassenden Einstichschmerzes dazu verleiten, immer wieder in dieselben Hautfelder zu spritzen. Das führt unweigerlich zu mehr oder minder starken Verhärtungen und Verdickungen sowie zu einem verschlechterten Abtransport des Insulins aus der verhärteten Stelle. Manche Stoffwechselverschlechterung findet hierdurch ihre Erklärung.

Wärme-Kälte-Reiben

Auch Manipulationen an der Spritzstelle beeinflussen die Schnelligkeit der Aufnahme des Insulins in das Blut. Wärme in Form eines heißen Bades oder Auflegen einer Wärmflasche beschleunigen die Insulinresorption, ein kaltes Bad wirkt gegensätzlich. Auch die Erwärmung beim Sonnenbaden kann zu einer Beschleunigung der Insulinresorption und somit zu einer verstärkten Insulinwirkung führen.

Auf die Sauna reagieren Diabetiker unterschiedlich. Bei manchen kommt es durch die Hitze zu Unterzuckerungen, bei anderen führt die Belastung - möglicherweise durch Adrenalinausschüttung - zu Blutzuckeranstiegen.

Auch eine leichte Massage an der Spritzstelle unmittelbar nach der Injektion kann zu einem deutlich beschleunigten Wirkungseintritt des Insulins führen.

Hautdesinfektion

Sind Hände und Spritzstellen sauber gewaschen, ist nach unseren Erfahrungen ein Abwischen mit Alkohol entbehrlich. Lediglich die Gummikappe der Insulinflasche kann vor dem Aufziehen mit einem Tupfer gereinigt werden, der mit Desinfektionslösung getränkt ist. Nur unter ungünstigen hygienischen Bedingungen, z. B. auf längeren Reisen, in Bahn- oder Flugzeugtoiletten, dürfte das Säubern der Haut mit eingesiegelten Fertigtupfern angebracht sein.

Aufziehen des Insulins

Trübes Insulin muß zunächst durch Rollen der Insulinflasche zwischen den Handinnenflächen aufgeschwemmt werden. Dann wird die Insulinflasche in die linke Hand genommen und auf den Kopf gestellt, so daß die Kappe nach unten zeigt. Zunächst zieht man mit dem Kolben soviel oder besser etwas mehr Luft in die Spritze auf, als Insulin entnommen werden soll. Dann sticht man die Spritze in die Insulinflasche ein und spritzt die Luft aus der Spritze in die Insulinflasche, um einen Überdruck zu erzeugen, der ein schaumfreies Aufziehen des Insulins ermöglicht. Es ist zweckmäßig, einige Einheiten Insulin mehr aufzuziehen. Anschließend wird die genaue Dosis eingestellt und die Spritze herausgezogen. Bilden sich Luftblasen, muß der Vorgang mehrmals wiederholt werden (s. Anhang, Seite 86).

Schwieriger ist das Aufziehen von Insulinmischungen. Beim Aufziehen von Alt-(Normal-) mit Verzögerungsinsulin soll eine Mischung von Verzö-

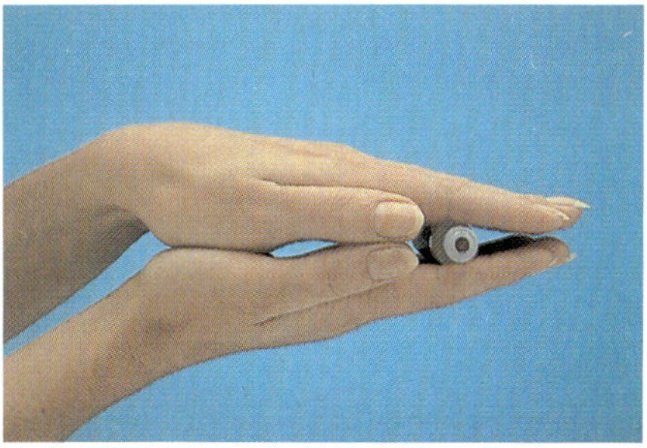

1. Trübes Insulin muß zunächst durch Rollen aufgeschwemmt werden.

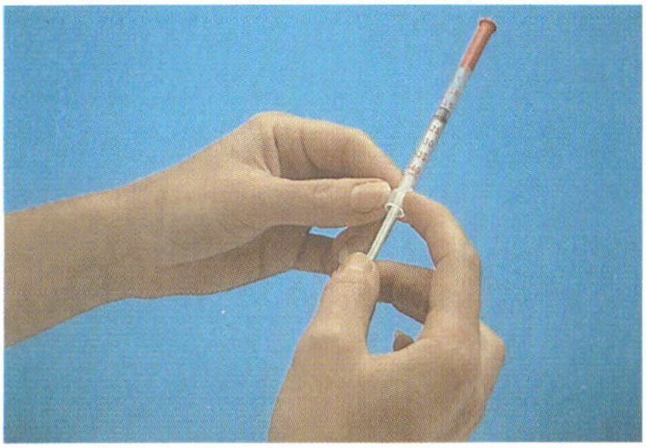

2. Dann Luft in die Insulinspritze aufziehen.

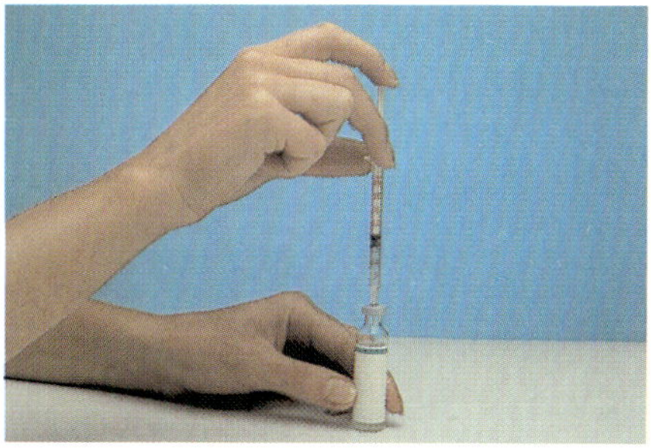

3. Diese Luft in die Insulinflasche spritzen.

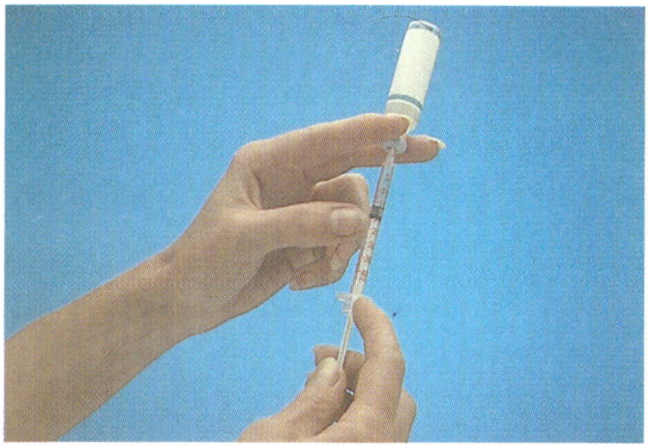

4. Insulin aufziehen

gerungs- und Altinsulin in den jeweiligen Flaschen verhindert werden. Zuerst soll die kleinere Menge, das Normalinsulin (Altinsulin) aufgezogen werden. Schon vor dem Aufziehen des Normalinsulins injiziert man soviel Luft in die Verzögerungsinsulinflasche, wie Verzögerungsinsulin nachher aufgezogen werden soll. Dadurch wird das unbeabsichtige Einfließen einer Insulinsorte in die andere Flasche verhindert.

Bei NPH-Insulin, das ja in jedem Verhältnis mit Altinsulin mischbar ist, wäre ein Übertritt geringer Mengen allerdings unproblematisch. Bei Zinkinsulinen (Lente, Monotard) würde jedoch das Insulin in der Flasche verändert.

Injektionstechnik

Entscheidend ist die richtige Hand-Finger-Haltung. Sicherer Halt und schneller Einstich bei sicherer Nadelführung lassen sich dadurch erreichen, daß die Spritze wie ein Schreibstift mit drei Fingern gefaßt wird. Sie ruht dabei zwischen Daumen, Zeige- und Mittelfinger. Das geht ebenso gut mit der rechten wie mit der linken Hand! Mit

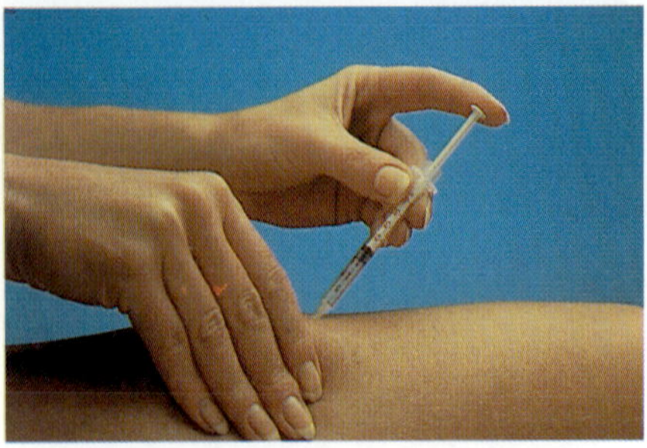

Die schräge Injektion in eine breite Hautfalte, die von der anderen Hand angehoben und fixiert wird.

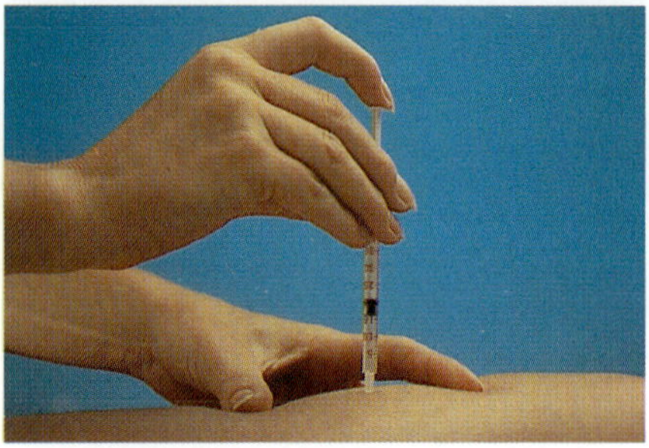

Senkrechte Injektion bei ausreichend dicker Haut.

Daumen und Zeigefinger der linken Hand wird eine möglichst breite Hautfalte angehoben und fixiert.

Letzteres ist auch bei magerer Haut immer möglich. Nun wird die Nadel in senkrechte oder schräge Position gebracht und zur Abstützung die Kleinfingerkuppe auf die Haut gesetzt. Ob senkrecht oder schräg eingestochen wird, hängt von der Dicke des Unterhautfettgewebes ab. Schräges Ansetzen der Nadel empfiehlt sich bei sehr dünner Haut, senkrechtes Einstechen bei dicker Haut. Der Zeigefinger sollte seitlich gegen den Stempel drücken, damit der Kolben nicht vorzeitig herunterrutscht. Die Nadelspitze befindet sich vor dem Einstich nur einen bis zwei Millimeter über der Hautoberfläche. Jetzt genügt ein rascher Abwärtsdruck, um die Nadel in einem Augenblick bis in die gewünschte Tiefe einzustechen. Die Spritze wird festgehalten, der Spritzkolben kurz zurückgezogen (= man aspiriert), anschließend wird der Spritzkolben mit dem Daumen oder Zeigefinger zügig, d. h. nicht zu schnell, eingedrückt. Dicke Hautfalten können während der Injektion losgelassen, dünne müssen locker zwischen Daumen und Zeigefinger gehalten werden. Anschließend wird die Spritze herausgezogen, möglichst in Stichrichtung. Mit einem Tupfer (Watte) drückt man ca. eine Minute auf die Injektionsstelle. Falls eine Schwellung entstanden ist, kann man diese mit einigen massierenden Bewegungen verteilen.

Rückfließen von Insulin erfordert bei regelmäßigem Auftreten entweder Wechsel der Spritzstelle oder eine geänderte Spritztechnik. Nach dem üblichen Einstich der Nadel in senkrechter Richtung kippt man die Spritze in einem Winkel von 45 Grad und injiziert erst dann. Wegen Verbiegungsgefahr von dünnen Nadeln ist Vorsicht geboten.

Blutaustritt zeigt an, daß mindestens ein Teil des injizierten Insulins in die

Blutbahn gedrungen ist. Zur Verhinderung einer Unterzuckerung sollte die nächste Mahlzeit vorgezogen werden. Zur Vorbeugung wird empfohlen, den Spritzenkolben vor Injektionsbeginn kurz zurückzuziehen (= zu aspirieren). Treten Blutungen häufiger auf, sollte der behandelnde Arzt benachrichtigt werden.

Quaddelerscheinungen und Fettgewebsschwund

Entsteht eine weißliche Quaddel - mehr oder weniger schmerzhaft - ist das Insulin teilweise in die Lederhaut statt in das Unterhautfettgewebe eingedrungen. Das passiert bei zu flachem oder zu schrägem Einstich der Nadel. Rötet sich gelegentlich die Quaddel - sofort oder später -, können Alkohol oder andere Verunreinigungen die Ursache sein. Tritt bei oder nach jeder Injektion eine Rötung auf, handelt es sich um eine Insulinallergie.

In sehr unterschiedlicher Häufigkeit kommt es bei Diabetikern zu Fettgewebsschwund an den Injektionsstellen. Diese Erscheinung ist zwar harmlos, kann jedoch kosmetisch sehr störend werden. Hier ist ein Wechsel des Insulins (z. B. Wechsel auf Humaninsulin) und/oder der Injektionstechnik vorzunehmen.

Injektionstechnik bei Fettgewebsschwund

Es hat sich gezeigt, daß das Fettgewebe rasch wieder wächst und die unschönen Dellen ausgleicht, wenn ein Teil der täglichen Insulindosis (2 - 4 IE) direkt in den atrophischen Bezirk (= den Bezirk des Fettgewebsschwundes) gespritzt wird. Man muß dazu eine Hautfalte aus dem Bereich mit zwei Fingern anheben und in diese Falte das Insulin spritzen. Manchmal genügt es auch, wenn Insulin direkt in den Randwall des atrophischen Bezirks gespritzt wird.

Wärme nicht schädlich

Insulin kann bei Zimmertemperatur aufbewahrt werden. Versuche haben ergeben, daß Wärme nicht zu Wirkungsverlusten führt, wie früher angenommen wurde. Man kann also ruhig die Flasche, aus der man spritzt, im Zimmer aufbewahren. Der große Vorrat für die nächsten Wochen und Monate sollte im Gemüsefach des Kühlschrankes gelagert werden. Insulin darf jedoch nicht gefrieren, also nicht im Gefrierfach aufbewahrt werden oder im Winter bei Minustemperaturen auf der Fensterbank stehen. Jeder Diabetiker sollte eine bis zwei Insulinflaschen in Reserve haben, um bei Glasbruch oder Verlust nicht in Verlegenheit zu kommen.

Für Reisen in warme Länder kann die Anschaffung einer kleinen Kühlbox sinnvoll sein. Auf keinen Fall sollte man das Insulin im Auto hinter der Fensterscheibe oder in der prallen Sonne liegen lassen. Im Handschuhfach, besser noch im Kofferraum, ist es meist geschützter.

Kurze Zusammenfassung der Anleitung zur Insulininjektion

1. Hände und Injektionsstelle gründlich reinigen (kein Alkohol!).

2. Trübes Insulin: Zur Mischung der Insulinlösung Insulinflasche schütteln, zwischen den Handflächen rollen.

3. Gummistopfen der Insulinflasche mit Tupfer (Watte) und Alkohol abreiben.

4. Insulinspritze mit steriler Nadel zur Hand nehmen.

5. Etwas mehr (2 bis 4 IE), als Insulin benötigt wird, an Luft in die Spritze "aufziehen".

6. Diese Luft in die Insulinflasche spritzen.

7. Insulinflasche umdrehen (Gummistopfen mit der Spitze nach unten).

8. Geringfügig (2 bis 4 IE) mehr Insulin als benötigt aufziehen.

9. Falls Luftblasen in der Spritze, Insulin zurück in die Flasche spritzen, erneut Insulin aufziehen und auf Luftblasen kontrollieren.

10. Genaue Insulinmenge einstellen.

11. Insulinspritze mit Nadel aus der Insulinflasche herausziehen.

12. Mit zwei Fingern Hautfalte greifen (oder Haut straffen).

13. Spritze wie einen Füller in die Hand nehmen, dabei mit dem Zeigefinger seitlich gegen den Stempel drücken, damit der Kolben nicht vorzeitig herunterrutscht.

14. Senkrecht oder schräg (45°) bis in die erforderliche Tiefe einstechen.

15. Aspirieren (=Kolben zurückziehen).
Kommt kein Blut: Insulin injizieren.
Kommt Blut: Nadel etwas tiefer einstechen oder zurückziehen und erneut aspirieren.
Kommt auch dann Blut: Nadel zurückziehen, etwas abwinkeln und wieder tiefer einstechen, evtl. neu einstechen.

16. Insulin langsam injizieren.

17. Nach der Injektion Spritze herausziehen, mit Tupfer (Watte) ca. eine Minute auf die Injektionsstelle drücken.

18. Spritze sauber aufbewahren.

Regelmäßig Injektionsstellen wechseln!

Nebenwirkungen der Insulinbehandlung

Die häufigste Nebenwirkung des Insulins ist die Hypoglykämie. Sie ist in einem eigenen Kapitel behandelt.

Zu den immunologisch bedingten Nebenwirkungen gehören die Insulinallergie, Insulinresistenz und die Lipoatrophie (= Fettgewebsschwund).

Sie beruhen darauf, daß der menschliche Organismus Antikörper gegen Insulin gebildet hat. Dies wurde vor allem bei tierischen Insulinen beobachtet. Seit weitgehend Humaninsulin zur Ersteinstellung verwendet wird, sind immunologische Nebenwirkungen außerordentlich selten geworden.

Insulinhautallergie

Bei der Insulinhautallergie zeigen sich 6 - 14 Tage nach erstmaliger Gabe eines Insulins Rötungen an der Injektionsstelle.

Andere Ursachen für Rötungen an den Injektionsstellen wie fehlerhafte Injektionstechnik, unsaubere Injektionstechnik, Gebrauch von Alkohol o. a., müssen ausgeschlossen werden.

Durch eine Hauttestung kann der Arzt abklären, ob es sich um eine Allergie gegen Insulin handelt.

Insulinresistenz

Unter Insulinresistenz verstehen wir einen Zustand von Unempfindlichkeit des menschlichen Organismus gegenüber Insulin. Trotz Erhöhung der Insulindosis will der Blutzucker nicht sinken. Eine Insulinresistenz ist heute meist nicht durch Antikörper gegen Insulin bedingt, sondern durch Überernährung, Fettsucht und Bewegungsmangel.

Andere Nebenwirkungen

Die *Lipoatrophie* haben wir schon im vorhergehenden Kapitel behandelt. Glücklicherweise selten ist die *Lipohypertrophie*, die Fettgewebsvermehrung an den Injektionsstellen. Ihre Ursache ist wahrscheinlich die wachstumsfördernde Wirkung des Insulins auf das Fettgewebe. Zur Vermeidung weiteren Fettgewebswachstums ist ein sorgfältiger Wechsel der Injektionsstellen erforderlich.

Harmlos sind *Sehstörungen*, die in den ersten 3 - 6 Wochen nach Einstellung auf Insulin auftreten können. Sie sind durch Veränderungen des Wassergehaltes der Linse bedingt und bilden sich wieder zurück. Man sollte sich jedoch in dieser Zeit keine neue Brille verschreiben lassen.

Die Hypoglykämie

Vereinbarungsgemäß spricht man von einer Hypoglykämie (Unterzuckerung) oder von einem hypoglykämischen Schock, wenn der Blutzucker unter 50 mg/dl absinkt.

In der Klinik beobachten wir aber täglich Diabetiker mit typischen Schockzeichen, deren Blutzuckerwerte oftmals höher als 50 mg/dl liegen, z. B. bei 70 mg/dl oder 80 mg/dl. Man muß daraus schließen, daß nicht nur sehr niedrige Blutzucker, sondern auch die Geschwindigkeit, mit der der Blutzucker abfällt, zum hypoglykämischen Schock führen kann.

Früher gebrauchte man auch die Bezeichnung Insulinschock, heute wissen wir, daß auch nach Tabletten (Sulfonylharnstoffen wie z. B. Euglucon) ebenfalls Hypoglykämien auftreten können.

Wenn der Blutzucker absinkt, werden vom Körper frühzeitig Maßnahmen eingeleitet, um einer Unterzuckerung entgegenzuwirken. Unter anderem kommt es dabei zur Ausschüttung von Adrenalin, einem Hormon der Nebenniere, das eine Freisetzung der Zuckerreserven aus der Leber und damit einen Blutzuckeranstieg bewirkt. Adrenalin, das auch als Notfall-Hormon bezeichnet wird, d.h. es wird im Organismus bei Notfällen, besonderer Beanspruchung oder Anstrengung vermehrt freigesetzt, hat allerdings noch andere Auswirkungen, durch die ein Teil der Schockzeichen hervorgerufen werden.

Schockzeichen

1. Schockzeichen durch Adrenalinwirkung

- Heißhunger,
- Zittern, Blässe,
- Schweißausbruch
- Kälte- und Hitzegefühl
- Herzklopfen, Angst und Unruhe.

Häufig im Anschluß an die beschriebenen ersten Schockzeichen, manchmal auch gleichzeitig mit ihnen, treten Ausfallserscheinungen von seiten des Nervensystems auf. Das Nervensystem ist nicht in der Lage, Zucker als Energiereserve zu speichern und reagiert bei Absinken des Blutzuckers rasch mit charakteristischen Ausfällen.

2. Schockzeichen, hervorgerufen durch einen Zuckermangel des Nervensystems

- Kopfschmerz,
- Merkschwäche, Konzentrationsmangel,

- Benommenheit,
- Schläfrigkeit, Gähnen,
- Verwirrtheit, Sprachstörungen,
- Sehstörungen,
- Kribbeln (um den Mund herum),
- allgemeine Schwäche (Muskellähmung),
- Wesensänderung (Aggressivität, auch Depression),
- Bewußtlosigkeit,
- Krämpfe.

Schockzeichen unterschiedlich

Welche Schockzeichen beim einzelnen Patienten auftreten, hängt wesentlich davon ab, welches Insulinpräparat er spritzt. Bei Alt- und schnellwirkenden Intermediärinsulinen tritt der Schock im allgemeinen rasch auf, und die durch die Adrenalinwirkung hervorgerufenen Symptome stehen im Vordergrund. Bei langsamer wirkenden Verzögerungsinsulinen können die Hypoglykämien schleichender verlaufen, und die Ausfallserscheinungen des Nervensystems werden besonders deutlich. Gelegentlich werden Diabetiker im Schock auch angriffslustig oder sind uneinsichtig und wehren sich gegen die erforderlichen Hilfsmaßnahmen.

Nächtliche Hypoglykämien kann man besonders daran erkennen, daß der Diabetiker sich morgens abgeschlagen fühlt, mit Kopfschmerzen aufwacht oder unter heftigem Nachtschweiß leidet. Auch besonders unruhiger Schlaf und die Tatsache, daß jemand, der morgens von allein aufwacht, geweckt werden muß, können für eine vorangegangene nächtliche Hypoglykämie sprechen.

Jeder Diabetiker hat seinen speziellen Schock, seine eigene Form von Hypoglykämie, den er mindestens einmal in der Klinik erlebt haben sollte, um später entsprechende Gegenmaßnahmen treffen zu können.

Nach Einnahme von Sulfonylharnstoffpräparaten (z. B. Euglucon) entwikkeln sich die Hypoglykämien oftmals erst allmählich nach mehreren Stunden Dauer und gehen gelegentlich mit Erscheinungen, wie man sie auch bei einem Schlaganfall sehen kann, einher. Deshalb muß man besonders bei unklaren Verwirrtheitszuständen mit Lähmungen bei älteren Diabetikern, die mit Sulfonylharnstoffen behandelt werden, an eine Hypoglykämie denken.

Ursachen der Hypoglykämie

Ursache einer Hypoglykämie können sein:

1. Zu starke körperliche Belastung
2. Zu geringe Kohlenhydratzufuhr
3. Zu hohe Insulindosis
4. Vorausgegangener Alkoholgenuß.

Am häufigsten führt ungewohnte, zu starke und unregelmäßige *körperliche Belastung* zu Unterzuckerungen. Durch körperliche Bewegung werden vermehrte Kohlenhydrate verbrannt, der Blutzucker sinkt als Folge dessen ab. Außerdem wird durch ständige körperliche Bewegung die Insulinempfindlichkeit erhöht. Die Möglichkeit einer Hypoglykämie sollte den Diabetiker nicht von der gesunden körperlichen Bewegung abhalten. Zur Vorbeugung von Hypoglykämien empfiehlt es sich, vor besonderen körperlichen Anstrengungen den höheren Kohlenhydratbedarf durch Zugabe von 1 bis 2 KE, sogenannte Spring- oder Sport-KE, in Form von Brot oder Obst zur gewohnten Diät auszugleichen (s. S. 55).

Neben dem Ausmaß der Belastung spielt die Höhe des Blutzuckers vor Beginn der körperlichen Aktivität eine Rolle. Je niedriger der Blutzucker ist, um so stärker wirkt Muskelarbeit blutzuckersenkend und um so größer ist die Schockgefahr. Deshalb sollten sportliche Aktivitäten, soweit möglich, nicht in die Zeit des Wirkungsmechanismus des vom Diabetiker verwandten Insulins gelegt werden.

Bei *länger dauernder sportlicher Betätigung* wie z. B. ganztägigen Wanderungen, Skifahren oder Bergsteigen, wäre es theoretisch auch sinnvoll, den Kalorienmehrverbrauch durch gesteigerte Kalorienzufuhr zu decken. Praktisch ist es jedoch nicht durchführbar. In diesen Fällen muß die Insulindosis vorher (und häufig auch noch abends nach der körperlichen Belastung) um 1/3 - 1/2 gekürzt werden.

Am zweithäufigsten führen *Diätunregelmäßigkeiten* zur Unterzuckerung, wenn Mahlzeiten ausgelassen, zeitlich verschoben werden oder der Abstand zwischen Insulin-Injektion und dem Essen nicht genau eingehalten wird. Es stehen dem Organismus dann zu wenig Kohlenhydrate zur Verfügung, und die Insulinwirkung ist zu stark. Besonders das zweite Frühstück wird oft nicht pünktlich eingenommen oder es enthält zu wenig Kohlenhydrate. Schocks am späten Vormittag können dann die Folge sein. Nächtliche Hypoglykämien sind oftmals dadurch bedingt, daß der Diabetiker, der zweimal spritzt, keine oder eine zu kleine Spätmahlzeit einhält.

Daß *zuviel Insulin* gespritzt wird, kommt nur selten vor. Es ist schon passiert, daß ein Diabetiker abends aus Versehen die zweifache Morgendosis Insulin gespritzt hat. Selbstkontrolle und vermehrte Nahrungszufuhr lösen dieses Problem.

Bei sehbehinderten Patienten muß darauf geachtet werden, daß nicht irrtümlich zuviel Insulin aufgezogen wird. Werden trübe Insulinsuspensionen gespritzt, kann ein Schock auftreten, wenn die Insulinflasche nicht vor dem Aufziehen geschüttelt wurde.

Zu wenig bekannt ist die Tatsache, daß auch *Alkoholgenuß* zu Hypoglykämien führen kann. Alkohol hemmt die Zuckerneubildung der Leber. Schon geringe Mengen Alkohol wie 2 - 3 Flaschen Diätbier oder die entsprechende Menge Korn, nach dem Abendessen genossen, können am nächsten Morgen eine Unterzuckerung herbeiführen. Welche zusätzlichen Faktoren begünstigend wirken, ist noch nicht bekannt. Die Kenntnis dieser möglichen Alkoholwirkung, eine sorgfältige Einhaltung der Diät und eine aufmerksame Selbstkontrolle des Stoffwechsels können vorbeugend wirken.

Behandlung der Hypoglykämie

Hypoglykämien gehen auch von allein zurück. Dennoch muß man sofort beim Auftreten der ersten Schockzeichen entsprechende Maßnahmen ergreifen und Kohlenhydrate zuführen, damit der Blutzucker nicht weiter absinkt. Geeignet hierfür sind Traubenzucker, Haushaltszucker oder Obstsaft, weil sie schnell, ohne lange Verweildauer, aus dem Magen und oberen Dünndarm aufgenommen werden.

Traubenzucker wird schneller resorbiert, erscheint also geeigneter zur Schockbekämpfung. Weil er jedoch leicht krümelig wird und dann - durch Einatmen des Zuckerstaubes - Hustenreiz verursachen kann, nehmen manche Diabetiker normalen Würfelzukker. Der tut's auch. Nur Diabetiker, die mit Acarbose behandelt werden, dürfen nur Traubenzucker verwenden, da Acarbose die Resorption von Haushaltszucker (Saccharose) hemmt.

Bei leichteren Schocks genügen auch Obst oder Brot oder das Vorziehen der nächsten Mahlzeit. Pralinen, Kuchen oder Schokolade werden wegen ihres Fettgehaltes wesentlich langsamer resorbiert und sind deshalb zur Schockbehandlung ungeeignet.

Jeder Diabetiker muß Zucker in geeigneter Form stets bei sich haben, besonders im Auto oder nachts im Bett. Zur Beseitigung eines Schocks sollte man zuerst etwa 10 g KH als Dextro-Energen oder 3 - 4 Stückchen Würfelzucker oder 1 Glas Apfelsaft essen bzw. trinken und die Wirkung ca. 5 Minuten abwarten. Erst falls sie ausbleibt, muß weiterer Zucker zugeführt werden. Übermäßiges Zuckeressen zur Beseitigung eines Schocks kann zu sehr hohen Blutzuckerwerten und damit zu einer besonderen Stoffwechselbelastung führen. Es ist wichtig, daß nicht nur der Diabetiker selbst, sondern auch seine Familienangehörigen wissen, was beim Schock zu tun ist.

Bei Schock mit Bewußtlosigkeit Glukagon spritzen

Ein schwerer Schock mit Bewußtlosigkeit kann auftreten, wenn bei den ersten Anzeichen nicht rechtzeitig durch Zuckerzufuhr behandelt wurde oder wenn ein Diabetiker seinen herannahenden Schock nicht bemerkt hat. In solchen Fällen kann von den Angehörigen eine Ampulle Glukagon (zu 1 mg) unter die Haut gespritzt werden, dadurch wird der Schock soweit unterbrochen, daß der Diabetiker ansprechbar wird und selber Zucker essen oder gezuckerten Saft trinken kann. Glukagon kann man wie Insulin spritzen. Jeder, der Insulin spritzen kann, kann demnach auch Glukagon spritzen.

Jeder Diabetiker, der in eine solche Situation kommen kann und der nicht alleine lebt, sollte daher eine Ampulle Glukagon haben, mit der seine Angehörigen umgehen können.

...oder Zucker in die Backentasche legen

Ist Glukagon nicht zur Hand oder kann es der entsprechende Partner nicht spritzen, können die Angehörigen dem bewußtlosen Diabetiker Zucker in die Backentaschen legen. Von dort wird er auch langsam durch die Schleimhaut aufgenommen.

Auf keinen Fall sollte man einem Bewußtlosen Flüssigkeit einzuflößen versuchen, da er daran ersticken kann.

Natürlich ist es in solchen Fällen nicht verkehrt, den Hausarzt oder Notarzt zu rufen und ärztliche Hilfe zu erbitten. Diese Selbsthilfemaßnahmen sollten aber jeder Diabetiker und seine Angehörigen kennen und beherrschen, weil man immer einmal in eine Situation geraten kann, in der man sich selbst helfen muß, weil der Arzt nicht zur Verfügung steht.

Mit Schock in's Krankenhaus

Wenn ein insulinspritzender Diabetiker einen Schock mit Bewußtlosigkeit hat, wird er oft in's Krankenhaus eingeliefert. Das wäre nicht nötig, wenn die Angehörigen oder der Hausarzt bzw. Notarzt ihm schon mit Glukagon (in die Muskulatur bzw. in das Unterhautfettgewebe) oder Glukose (in die Vene) geholfen hätten. Im Krankenhaus macht man auch nichts anderes. Deswegen muß er dort auch nicht länger bleiben, wenn er wieder bei Bewußtsein ist.

Ein mit Tabletten behandelter Diabetiker muß mit einer Unterzuckerung mit Bewußtlosigkeit aber immer in's Krankenhaus, weil die durch Tabletten bedingte Unterzuckerung nach Stunden bis Tagen wiederkommen kann.

Gelegentliche Schocks harmloser als hohe Blutzuckerwerte

Gelegentliche Schocks lassen sich bei einer guten Einstellung nicht völlig vermeiden, denn bei einer guten Einstellung sollen Blutzuckerwerte erreicht werden, die denen gesunder Menschen nahekommen.

Wer aber häufig auch bei genauer Einhaltung seiner Diät schockt, spritzt wahrscheinlich zuviel Insulin und ist auch nicht gut eingestellt. Bei Erwachsenen treten durch Hypoglykämien im allgemeinen keine Dauerschäden auf. Sie sind besser zu verkraften als laufend zu hohe Blutzuckerwerte, durch die diabetische Folgekrankheiten hervorgerufen werden können.

Was ist eine gute Diabeteseinstellung?

Der Diabetiker und sein Arzt müssen gemeinsam um eine gute Diabeteseinstellung bemüht sein, um dadurch Komplikationen von seiten des Diabetes zu vermeiden. Die akuten Komplikationen, die durch den hohen Blutzucker bedingt sind, wie Durst, häufiges und starkes Wasserlassen, Juckreiz und Wadenschmerzen, sind im allgemeinen leicht zu erkennen und zu bekämpfen. Aber auch dann, wenn diese Beschwerden nicht auftreten, kann der Diabetes noch nicht optimal eingestellt sein. Nur durch eine langfristig gute Diabeteseinstellung können die gefürchteten Spätkomplikationen des Diabetes, die sich in den Gefäßen abspielen, vermieden werden.

Welche Werte sollten erreicht werden?

Was ist nun eine gute Diabeteseinstellung? Die ideale Diabeteseinstellung ist sicherlich die Normalisierung des gestörten diabetischen Stoffwechsels.

Bei gewissen Meß- und Richtwerten (Harnzucker, HbA_{1c}, Azeton) läßt sich eine Normalisierung erreichen, bei anderen (Blutzucker nach dem Essen) seltener. Das Problem bei Werten, die höher als die Normalwerte liegen, ist, daß wir nicht genau wissen, welche Grenze wir nicht überschreiten dürfen, um einerseits Wohlbefinden zu erhalten und andererseits das Lebensschicksal des Diabetikers nicht zu gefährden. Aus manchen Studien läßt sich schließen, daß auch mäßig erhöhte Werte mit einem langen Leben ohne wesentliche Spätkomplikationen vereinbar sind. Auch das Problem der Erreichbarkeit fließt in die Definition der guten Einstellung hinein.

Als eine gute Diabeteseinstellung, die wir anstreben, bezeichnen wir folgende Werte (mit Angabe von noch tragbaren Grenzwerten):

1. Der Nüchternblutzucker sollte zwischen 80 und 120 mg/dl liegen.

2. Der höchste Blutzucker im Verlauf des Tages sollte 160 nicht überschreiten. Bei manchen insulinspritzenden Diabetikern können seltene und kurzfristige Spitzen von 200 - 220 mg/dl noch akzeptiert werden.

3. Der Harnzucker sollte negativ sein, bei manchen insulinspritzenden Diabetikern können geringe Harnzuckerausscheidungen (bis zu 15 g in 24 Stunden) toleriert werden.

4. Azeton im Harn sollte ständig negativ sein.

5. Das Hämoglobin A_{1c} sollte im oberen Normbereich sein (erträglich wäre noch ein Überschreiten um 1%).

6. Das Körpergewicht sollte normal sein bzw. eine Tendenz zur Normalisierung zeigen (Gewichtsabnahme bei Übergewicht, Gewichtszunahme bei Untergewicht, Erhaltung des normalen Körpergewichts).

7. Die Blutfette sollten normal sein.

8. Der insulinspritzende Diabetiker sollte möglichst selten hypoglykämische Schocks haben, auf jeden Fall Schocks mit Bewußtlosigkeit vermeiden.

Diese Kriterien müssen um so strenger angewandt werden, je jünger der Diabetiker ist, je länger sein Leben ist, das er noch vor sich hat. Bei alten Diabetikern, die erst in hohem Alter, d. h. nach dem 60. oder 70. Lebensjahr ihren Diabetes erstmalig bekommen, kann man etwas großzügiger sein, da diese Diabetiker ihre Spätkomplikationen wahrscheinlich nicht mehr erleben werden.

Gerade bei Kindern mit Diabetes erreicht man diese Werte jedoch häufig nicht und muß sich mit weniger bescheiden. Bei vielen insulinspritzenden Diabetikern muß man eine höhere Toleranzgrenze ansetzen, da sie sonst allzu häufig Schocks haben würden.

Gelegentliche Schocks nicht vermeidbar

Gelegentliche Schocks sind bei einer guten Diabeteseinstellung sicherlich nicht vermeidbar. Es ist für die Lebensqualität eines Diabetikers besser, wenn er gelegentlich hypoglykämische Reaktionen hat, als wenn er dauernd oder häufiger eine schlechte Diabeteseinstellung mit hohen Blutzuckerwerten hat.

Wann soll der Blutzucker bestimmt werden?

Bei den Blutzuckerwerten haben wir den Nüchternblutzucker und den höchsten Blutzucker im Verlauf des Tages angegeben. Es ist durch biologische Rhythmen bedingt, daß dieser höchste Blutzucker im Verlauf des Tages morgens eine Stunde nach dem ersten Frühstück gefunden wird. Dieses gilt sowohl für Diabetiker wie auch für nichtdiabetische Stoffwechselgesunde. Jeder Mensch hat morgens ca. eine Stunde nach dem ersten Frühstück seinen höchsten Blutzucker. Nur Diabetiker, die morgens Altinsulin oder ein Insulin mit einem hohen Altinsulin-Anteil (z. B. Mixtard oder Initard) spritzen, können einen nur geringen oder unter Umständen auch keinen Anstieg des Blutzuckers nach dem ersten Frühstück haben.

Natürlich hängt der Anstieg des Blutzuckers nach dem ersten Frühstück auch von der Größe des ersten Frühstücks (der Anzahl der BE) ab. Deshalb muß man gerade beim ersten Frühstück manchmal besonders knauserig mit den BE sein.

Bestimmung nach dem Essen

Es ist also zur Überprüfung der guten Diabeteseinstellung am besten, den Blutzucker morgens nach dem Essen bestimmen zu lassen. Die Bestimmung eines Nüchternblutzuckers in der Arztpraxis bringt im allgemeinen erhebliche Probleme mit sich. In vielen Fällen kann die Bestimmung des Nüchternblutzuckers sogar falsch sein, nämlich dann, wenn der Nüchternblutzucker zu einer Zeit bestimmt wird, zu der der Diabetiker normalerweise nicht mehr nüchtern ist, sondern schon längst sein Frühstück und seine Tabletten hätte einnehmen müssen bzw. vor dem Frühstück sein Insulin gespritzt hätte. Dies ist dann der Fall, wenn z. B. der Nüchternblutzucker in der Praxis des Arztes erst um 8 Uhr oder um 8.30 Uhr abgenommen wird, der Diabetiker aber normalerweise schon um 7 Uhr oder um 6 Uhr gefrühstückt und entsprechend vorher sein Insulin gespritzt hätte. Durch dieses erzwungene längere Nüchternbleiben wird der Diabetiker aus seinem Tagesrhythmus geworfen und verstößt damit gegen eines der obersten Prinzipien der Diabetestherapie, nämlich, daß der Tagesablauf des Diabetikers so regelmäßig wie möglich sein soll.

Doch auch davon abgesehen kann die Bestimmung des Nüchternblutzuckers zur falschen Zeit nur falsche Werte liefern, es werden sich entweder falschniedrige "Hungerblutzucker" ergeben oder aber fälschlicherweise erhöhte Nüchternblutzucker. Diese Erhöhung des zur falschen Zeit abgenommenen Nüchternblutzuckers kann einerseits dadurch zustande kommen, daß das am Abend gespritzte Insulin, das ja für den normalen Zeitraum vom Abendessen bis zum nächsten Frühstück berechnet ist, in seiner Wirkung nicht ausreicht, und daß somit der Blutzucker zu steigen beginnt, andererseits aber dadurch, daß durch längeres Nüchternbleiben bei Verwendung von langwirkenden Insulinen nach einer vielleicht unbemerkten Hypoglykämie in der Nacht durch eine Gegenregulation der Blutzucker überhöht ansteigt.

Die Bestimmung eines Nüchternblutzuckers zur rechten Zeit ist sicherlich nützlich, doch gibt sie keinen Anhalt darüber, ob z. B. das morgens gespritzte Insulin ausreicht, um die Kohlenhydrate des ersten Frühstücks zu verwerten und somit einen zu starken Blutzuckeranstieg zu verhindern. Das gleiche gilt für das Verhältnis von KH zum ersten Frühstück und Gabe der Tabletten morgens zum ersten Frühstück. In diesen Fällen gibt der Blutzucker nach dem Essen, der "postprandiale" Blutzucker, mehr Auskunft über das Vorliegen einer guten Diabeteseinstellung.

Dagegen sagt der Nüchternblutzucker uns sehr viel über die ausreichende Wirkung des abendlichen Insulins. Am aussagekräftigsten ist der Nüchternblutzucker jedoch, wenn der Diabetiker sich das Blut zu Hause - unter den Alltagsbedingungen - abnimmt und dem Arzt das Röhrchen in die Praxis bringt oder aber, wenn der Diabetiker den Nüchternblutzucker selbst bestimmt.

Hämoglobin A_{1c} - die roten Blutkörperchen mit Gedächtnis

Eine andere, sehr aussagekräftige Methode der Diabetesüberwachung stellt die Bestimmung des Hämoglobins A_{1c} dar. Das Hämoglobin A_{1c}, abgekürzt HbA_{1c} (häufig auch als HbA_1 bestimmt) sagt uns etwas darüber aus, wie die Diabeteseinstellung in den letzten 4 - 6 Wochen gewesen ist. Es entsteht folgendermaßen: Ein Teil des Blutzuckers bindet sich an den roten Blutfarbstoff, das Hämoglobin, und wandelt es dadurch zum Hämoglobin A_{1c} um. Diese Bindung und Umwandlung hängt davon ab, wie hoch der Blutzucker ist und wie lange er so hoch gewesen ist. Das HbA_{1c} verschwindet erst, wenn die roten Blutkörperchen zum größten Teil abgebaut worden sind, und das ist nach 6 - 8 Wochen der Fall. So lange behalten die roten Blutkörperchen die Stoffwechsellage des Diabetikers in ihrem Gedächtnis.

Bei der Messung des HbA_{1c} mit der Hochdruckflüssigkeitschromatografie liegt der Normalbereich zwischen 4,3 und 6,1%. Hat ein Diabetiker ein HbA_{1c} unter 6,1% oder im "Sechserbereich" - und ist dieses HbA_{1c} nicht durch Hypoglykämien erkauft -, so können wir ihm eine gute Diabeteseinstellung bescheinigen. Auch mit "Siebenerwerten" kann man sich im allgemeinen zufriedengeben. Eine Acht vor dem Komma sollte jedoch nach Verbesserungsmöglichkeiten der Einstellung suchen lassen.

Aus dem HbA_{1c}-Wert läßt sich mit folgender Formel der mittlere Blutzucker der letzten 6 - 8 Wochen errechnen:

HbA_{1c} x 33,3 - 86 =
mittlerer Blutzucker in mg/dl.

Nach dieser Formel ist auch das HbA_{1c}-Meter aufgebaut, aus dem sich der mittlere Blutzuckerwert (links) aus dem HbA_{1c}-Wert (rechts) ablesen läßt (s. Abb.).

Fruktosamin

Ein weiterer Kontrollwert ist das Fruktosamin. Dies gibt den verzuckerten Eiweißgehalt im Blut eines Diabetikers an. Da das Eiweiß (genauer: das Albumin) eine Halbwertszeit von 2 - 3

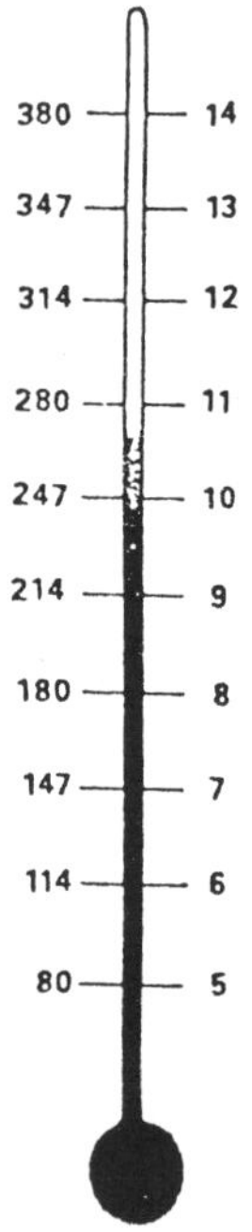

Durchschnittlicher Blutzucker (mg/dl) | HbA1c-Glykosyliertes Hämoglobin (%)

"HbA_{1c}-Meter"

Wochen hat, gibt uns der Fruktosaminwert Aufschluß über die Blutzuckerlage in den letzten 2 - 3 Wochen. Man sieht am Fruktosamin also schneller eine Besserung, z. B. wenn man es bei Aufnahme und bei Entlassung aus einer Diabetesklinik mißt. Der Normalwert beträgt 245 µmol/l mit einem Bereich von 205 - 285 µmol/l.

Häufigkeit der Kontrolluntersuchungen

Welche Kontrolluntersuchungen sind wann erforderlich? Zu der routinemäßigen Kontrolluntersuchung, die der Überprüfung einer guten Diabeteseinstellung dient, gehören im allgemeinen die Bestimmung des Blutzuckers, die Bestimmung des Harnzuckers, wobei ein Sammelurin von 24 Stunden oder 2 x 12 Stunden aussagekräftiger ist als ein Morgenurin, sowie die Untersuchung des Urins auf Azeton und die Messung des Körpergewichtes.

In Abhängigkeit von der Güte der Diabeteseinstellung wird der behandelnde Arzt den Patienten seltener oder häufiger kontrollieren wollen. Wenn es sich um eine ständig gute Diabeteseinstellung handelt, so können bei Diabetikern, deren Diabetes mit Diät allein oder mit Diät und Tabletten eingestellt ist, die Abstände dieser Kontrolluntersuchung 2 bis 3 Monate betragen, bei Diabetikern, deren Diabetes mit Insulin eingestellt ist, 4 bis 6 Wochen. Wenn der Diabetes nicht gut eingestellt ist, sind auch häufigere Kontrollen erforderlich.

Die Bestimmung des HbA_{1c} ist in vierteljährlichen Abständen sinnvoll.

Die Bestimmung der Blutfette im Serum ist im allgemeinen nur in größeren Abständen (ca. einmal im Jahr) durchzuführen. Gelegentlich wird auch die Bestimmung eines Blutzuckertagesprofils nötig sein.

Generaluntersuchung

Neben diesen routinemäßigen Kontrolluntersuchungen sollte der Diabetiker einmal im Jahr eine gründliche Untersuchung, die sogenannte "Generaluntersuchung" vornehmen lassen. Bei dieser Untersuchung sollte vor allem darauf geachtet werden, ob Anzeichen diabetischer Spätkomplikationen vorliegen. Hierzu gehört die Untersuchung des Urins auf Eiweiß, da im Urin Eiweiß ausgeschieden wird, wenn die feinen Blutgefäße, die in der Niere das Blut abfiltrieren, im Rahmen der diabetischen Spätkomplikationen durchlässig geworden sind. Wenn Eiweiß negativ ist, sollte die Mikroalbuminurie bestimmt werden. Diese läßt eine Voraussage darüber zu, ob sich in den nächsten Jahren eine diabetische Nierenerkrankung entwickeln wird oder nicht. Der Normalwert liegt unter 30 µg/min. Liegt dieser Wert beim Diabetiker darunter, sind die Nieren nicht geschädigt. Ein Wert über 30 µg/min zeigt eine beginnende Schädigung der Niere an. In diesem Stadium der beginnenden Nephropathie muß man nicht nur nach einer guten Diabeteseinstellung trachten, sondern muß außerdem noch für eine supraoptimale Blutdruckeinstellung sorgen. Damit kann man eine Verschlimmerung verhindern.

Ferner gehört dazu die Überprüfung der Nierenfunktion durch Bestimmung des Kreatinins oder des Harnstoffs im Serum. Da diabetische Gefäßkomplikationen leicht am Augenhintergrund zu erkennen sind, sollte eine Augenhintergrunduntersuchung beim Augenarzt einmal im Jahr durchgeführt werden. Das einfache Betasten der Fußpulse kann Aufschluß geben über das Vorhandensein von etwaigen Durchblutungsstörungen. Die für den Diabetiker wichtige Untersuchung des Nervensystems besteht in der Befragung, ob in den Händen oder Füßen Taubheitsgefühle, Kribbeln oder Ameisenlaufen verspürt werden sowie in der Untersuchung der Reflexe und des Gefühls (Vibrationsempfindens), hauptsächlich an den Beinen. Die Messung des Blutdrucks darf natürlich nicht fehlen. Auch sollte einmal im Jahr ein Röntgenbild des Brustkorbes angefertigt werden, damit Herzgröße und Herzform zu beurteilen sind und damit eine Tuberkulose ausgeschlossen werden kann.

Selbstkontrolle

Neben der Einhaltung einer richtigen Diabetesdiät ist die Durchführung der Stoffwechselselbstkontrolle das wichtigste, was der Diabetiker kennen und beherrschen muß.

Warum sollte ein Diabetiker Selbstkontrolle betreiben?

Der Diabetes gehört zu denjenigen Stoffwechselkrankheiten, bei denen der Patient die ganze Therapie selbst durchführen muß. Er muß - auf Rat und Anweisung seines Arztes - eine Diät einhalten, seine Kalorien berechnen, seine Kohlenhydrate und BE einteilen, muß regelmäßig, im allgemeinen lebenslänglich, seine Medikamente einnehmen und sogar selbst das lebensnotwendige Insulin spritzen. Patienten mit anderen, kurzfristigen, vorübergehenden Krankheiten bekommen im Krankenhaus die erforderliche Diät vorgesetzt, die notwendigen Medikamente werden ihnen von der Schwester gespritzt.

Von der korrekten Durchführung der Therapie des Diabetikers hängt sein Lebensschicksal ab. Der Diabetiker trägt also sehr viel Verantwortung für sich.

Da der Diabetiker seine Therapie selbst durchführt, ist es natürlich, daß er auch die Kontrolle über die Behandlung übernimmt, daß er nämlich kontrolliert, ob die Behandlung die richtige Wirkung hat.

Diabetes tut ja nicht weh, man merkt nicht, daß man Diabetes hat; mit der Selbstkontrolle kann man die Zeichen des Diabetes sichtbar machen.

Zur Vorbeugung eines diabetischen Komas

Die Stoffwechselselbstkontrolle dient dazu, rechtzeitig Stoffwechselverschlechterungen zu erkennen, wie sie durch Infekte, andere Krankheiten oder ähnliche Zustände auftreten können. Eine konstante Verschlechterung der Stoffwechsellage über 2 bis 3 Tage, wie sie sich bei einem harnzuckerfrei eingestellten Diabetiker in einer positiven Zuckerausscheidung darstellen würde, muß diesen Diabetiker veranlassen, den für später vorgesehenen Arztbesuch vorzuziehen, um mit dem Hausarzt zu besprechen, was nun zu tun sei. Dadurch kann eine ganz einfache *Vorbeugung des diabetischen Komas* betrieben werden. Man kann sogar sagen, daß der Diabetiker, der regelmäßig Selbstkontrolle betreibt und die richtigen Konsequenzen daraus zieht, nicht in ein diabetisches Koma kommen kann.

Kontrolle der Diät

Weiterhin ist die Stoffwechselselbstkontrolle ausgezeichnet dazu geeignet, *Diätfehler aufzudecken* und zu erkennen. Ist z. B. ein gut eingestellter Diabetiker im Zweifel, ob er einen bestimmten Wein trinken darf, so kann er ein Experiment machen: Er genießt den Wein und prüft Stunden später seinen Urin auf Zucker oder mißt seinen Blutzucker selbst. Hat er nach dem Wein Zucker ausgeschieden, hat sich seine Stoffwechsellage verschlechtert, ist der Wein für den Diabetiker nicht geeignet. Blieben der Harn zuckerfrei und die Blutzuckerwerte niedrig, so darf er als Diabetiker diesen Wein trinken, ohne befürchten zu müssen, daß sein Stoffwechsel dadurch verschlechtert wird.

Dieser biologische Test ist viel wertvoller und aussagekräftiger als die vielfach empfohlene Untersuchung des Weins direkt mit einem Teststreifen. Manche Weine enthalten so viel Säure, daß der Streifen nicht richtig funktioniert und fälschlich negativ anzeigt. Auch die neben Traubenzucker im Wein noch enthaltenen Zucker werden von dem Streifen nicht erkannt.

Ein anderes Beispiel sind die vielfach angebotenen Diabetikersüßigkeiten und -kuchen. So hat z. B. Tante Emma für ihren Besuch extra einen Diabetikerkuchen gebacken. Sie wissen nicht, ob Sie dem Diabetikerkuchen von Tante Emma trauen dürfen. Sie verfahren wie beim Wein und testen etwa 2 bis 3 Stunden nach dem Geburtstagskaffee mit Diabetikerkuchen Ihren Urin. Die dann aufgetretene Zuckerausscheidung im Harn macht Ihnen klar, daß Sie Tante Emmas Diabetikerkuchen nicht mehr trauen dürfen.

Verbesserung der Einstellung durch Selbstkontrolle

Bei regelmäßiger Durchführung der Selbstkontrolle kann die Stoffwechselkontrolle durch den *Hausarzt* verbessert werden. Der Diabetiker kontrolliert regelmäßig selbst seine Werte und trägt die Ergebnisse in ein Protokollbüchlein ein. Dieses Protokollbüchlein legt er seinem Arzt beim nächsten Besuch vor und spricht mit ihm die Ergebnisse durch. An den Ergebnissen der Selbstkontrolle kann der Arzt ersehen, wo Diätverschiebungen oder Änderungen der Insulindosis erforderlich sind.

Unser Ziel bei der Selbstkontrolle des insulinspritzenden Diabetikers ist es jedoch, daß der *Diabetiker selbständig* wird und in eigener Verantwortung handelt. Jeder insulinpflichtige Diabetiker sollte in einem Schulungskurs lernen, wie er aufgrund der Ergebnisse der Selbstkontrolle von Blutzucker und Harnzucker seine Insulindosis und seine Diät den wechselnden Erfordernissen des Stoffwechsels anpaßt. Genauso, wie man bei einer Hypo zusätzlich Kohlenhydrate nimmt, wird man bei hohen Werten weniger oder später essen oder aber zusätzlich Insulin spritzen.

Wie man das macht, muß man zunächst lernen, aber dann vor allem üben. Einer *Schulung* über Selbstkontrolle schließt sich ein *Training* in Selbstkontrolle an. Dieses Training wird von einem Trainer, und das ist hier der behandelnde Arzt, geleitet und überwacht. Ideal ist ein solches Training in einer Diabetesklinik, aber auch bei der weiteren ambulanten Behandlung sollte ein Diabetiker die protokollierten Ergebnisse der Stoffwechselselbstkontrolle immer wieder mit seinem Arzt durchsprechen.

In jedem Fall gewinnt der Diabetiker durch die Selbstkontrolle Sicherheit und Selbstvertrauen, weil er jederzeit über seine Stoffwechsellage Bescheid weiß. Die Diabetiker, die regelmäßig Selbstkontrolle betreiben, sind besser eingestellt als diejenigen, die ihre Selbstkontrolle vernachlässigen. Die besten Ergebnisse bezüglich der Einstellung zeigen die Diabetiker, die regelmäßig selbst kontrollieren und ihre Insulindosis entsprechend den Ergebnissen der Selbstkontrolle anpassen.

Methoden der Stoffwechselselbstkontrolle

Technisch stehen dem Diabetiker heute fast die gleichen Methoden zur Stoffwechselselbstkontrolle zur Verfügung, wie sie der Arzt zur Kontrolle des diabetischen Stoffwechsels verwendet. Es gibt im Prinzip drei verschiedene Verfahren der Stoffwechselselbstkontrolle:

1. Die Harnzuckerselbstkontrolle

a) mit Streifen, mit denen man im wesentlichen nur harnzuckerpositiv oder harnzuckernegativ unterscheiden kann;

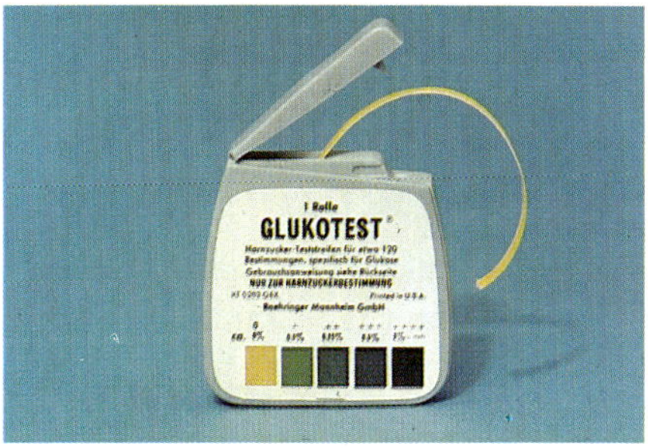

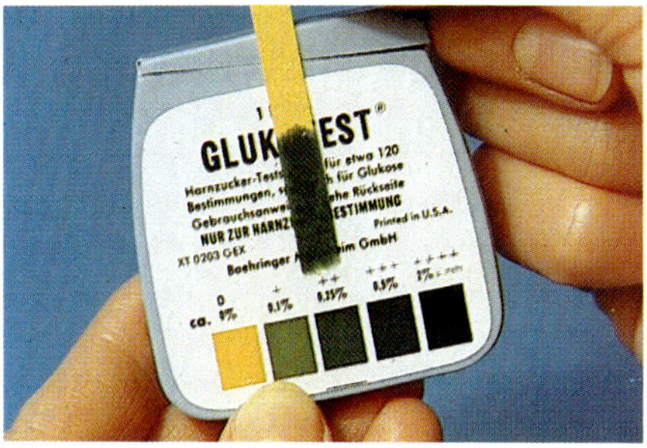

Der Diabetiker, der im allgemeinen harnzuckerfrei eingestellt ist, testet mit einer positiv oder negativ anzeigenden Methode.

b) mit Streifen, mit denen man die Harnzuckerkonzentration zwischen 0 und 5% (% = g/100 ml) messen kann.

2. Die Testung des Harns auf Azeton

mit Streifen oder Tabletten.

3. Die Blutzuckerselbstkontrolle

a) mit Teststreifen, die man direkt - mit dem eigenen Auge - abliest;

b) mit Blutzuckermeßgeräten, die einen Teststreifen auswerten.

Die Harnzuckerselbstkontrolle

Das Prinzip der Harnzuckerselbstkontrolle beruht darauf, daß Harnzucker ausgeschieden wird, wenn der Blutzucker 160 - 180 mg/dl (die "Nierenschwelle") überschreitet. Je höher der Blutzucker ist, um so höher ist die Zuckerkonzentration im Harn. Man kann also mit der Harnzuckerselbstkontrolle unterscheiden, ob der Blutzucker unterhalb oder oberhalb der Nierenschwelle ist und über die Harnzuckerkonzentration einen gewissen Aufschluß über die Blutzuckerhöhe gewinnen.

Die verschiedenen Methoden der Harnzuckerselbstkontrolle teilen wir in zwei Gruppen je nach dem Meßbereich, den sie erfassen, ein. Es gibt verschiedene Teststreifen, die Zucker im Harn anzeigen, von denen man aber die Konzentration des Zuckers nicht genau ablesen kann. Es handelt sich hier unter anderem um die Glukotestrolle, den S-Glukoteststreifen und den Clinistix-Streifen. Diese Methoden sind gut geeignet für den Diabetiker, der im allgemeinen harnzuckerfrei eingestellt ist, und der nur prüfen muß, ob Harnzucker negativ (nicht vorhanden) oder positiv (vorhanden) ist. Das sind vor allem die nur mit Diät oder die mit Diät und Tabletten eingestellten Diabetiker, aber auch manche insulinspritzende Diabetiker.

Die zweite Gruppe der Harnzuckertestmethoden ist für diejenigen Diabetiker geeignet, die nicht immer harnzuckerfrei eingestellt sind; diese Diabetiker sollten, wenn der Harnzucker positiv ist, wissen, wie hoch die Zuckerkonzentration im Harn ist. Das sind im allgemeinen insulinspritzende Diabetiker oder mit Tabletten behandelte Diabetiker vor der Umstellung auf Insulin. Diese Diabetiker sollten mit sogenannten *halbquantitativen Methoden* testen, die die Zuckerkonzentration zwischen 0 und 5% (0 - 5 g in 100 ml) angeben können. Bei diesen Methoden handelt es sich um den Diabur-5000-Teststreifen, den Diastix-Streifen und die Clinitesttablette. Hiervon hat sich der Diabur-5000-Teststreifen in Deutschland durchgesetzt. Er mißt genau von 0 - 5% und ist als Streifen einfach zu handhaben.

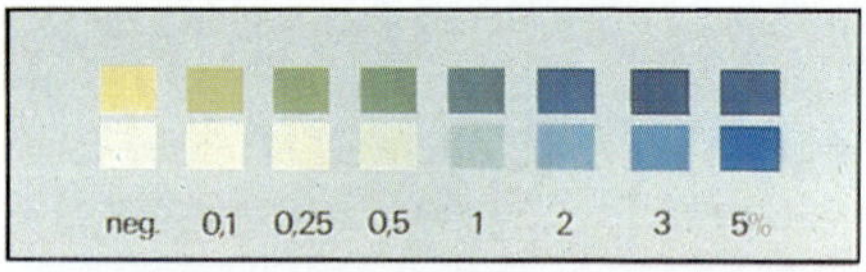

Der Diabur-Test 5000 ist eine halbquantitative Methode und kann Zuckerkonzentrationen von 0 - 5 % anzeigen.

Testung des Harns auf Azeton

Der Harn kann mit Acetest-Tabletten oder mit Ketostix- bzw. Ketur-Streifen auf Azeton getestet werden.

Eine regelmäßige und routinemäßige Testung auf Azeton halten wir nicht für erforderlich. Sie ist nur in besonderen Situationen als Zusatzuntersuchung zur Harnzucker- oder Blutzuckerselbstkontrolle angezeigt, und zwar

1. bei Störungen des Allgemeinbefindens, wenn der Harnzucker 3 - 5% oder der Blutzucker über 240 mg/dl ist, und

2. zur Aufdeckung unerkannter Hypoglykämien.

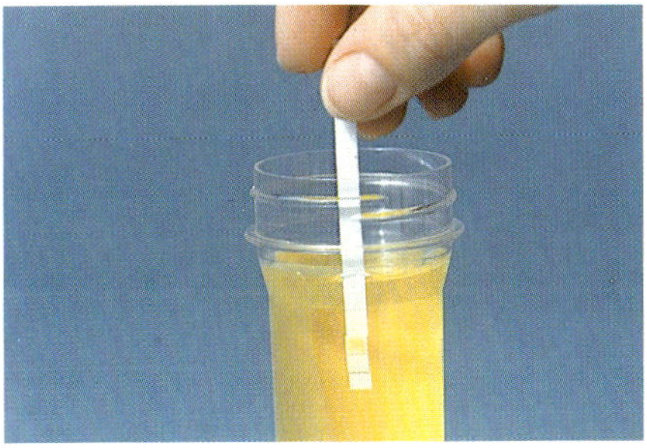

1. Teststreifen in den Urin eintauchen.

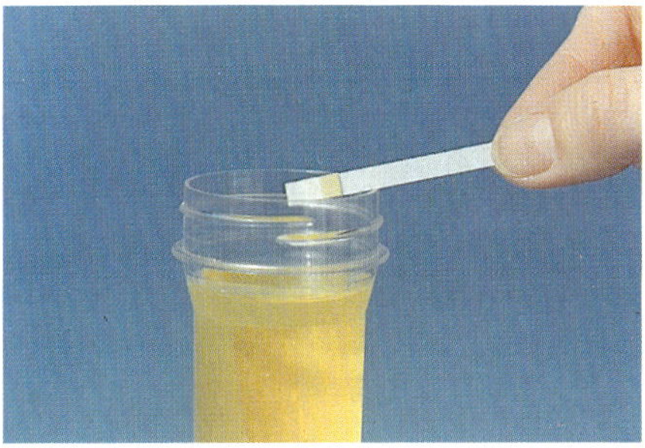

2. Überschüssigen Urin abstreifen.

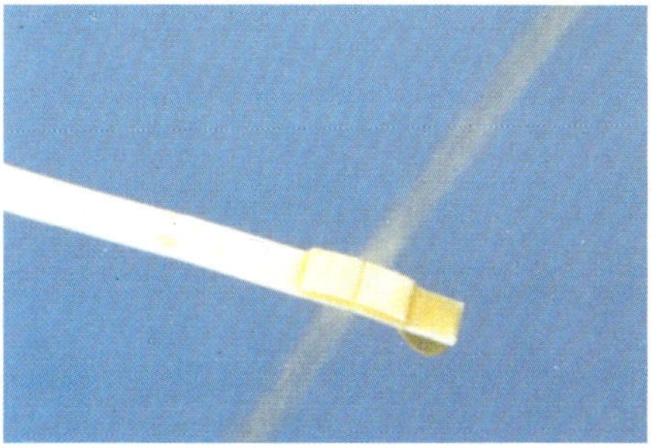

3. ...oder den Teststreifen direkt in den Harnstrahl halten.

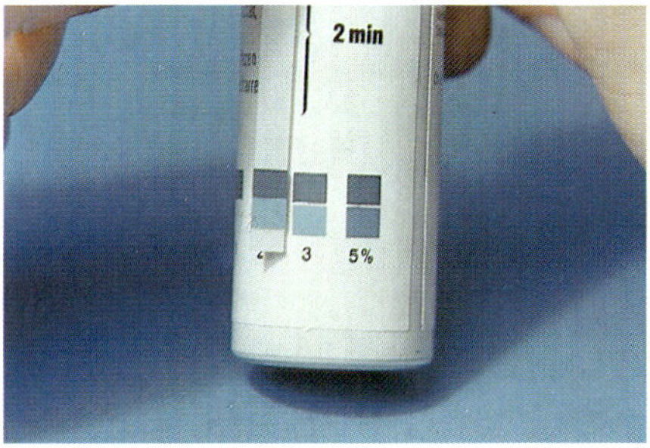

4. Diabur-Test 5000 nach zwei Minuten ablesen.

Ein hoher Harnzucker bzw. ein deutlich erhöhter Blutzucker und Azeton positiv sprechen für einen höhergradigen Insulinmangel und zeigen eine drohende Entgleisung mit Gefahr des diabetischen Komas (beginnende Ketoazidose) an. Man sollte dann bald seinen Arzt konsultieren oder aber kurzfristig, nach einer Stunde, erneut testen und eventuell zusätzlich Altinsulin injizieren (siehe Kapitel Verhalten in besonderen Situationen).

Die Kombination Harnzucker negativ, unauffälliger Blutzucker und Azeton positiv kann auf eine vorangegangene Hypoglykämie oder einen Kohlenhydratmangel in der Ernährung hindeuten. Diese Testergebnisse geben Veranlassung, die Insulindosis bzw. die Diät überprüfen zu lassen.

Junge, schlanke Frauen, die sich kalorisch knapp und kohlenhydratarm ernähren, scheiden auch bei unauffälliger Stoffwechsellage gelegentlich Azeton aus. Dieses halten wir für bedeutungslos.

Ein positiver Azetonbefund im Harn kann auch auf einen vorangegangenen Alkoholgenuß hindeuten.

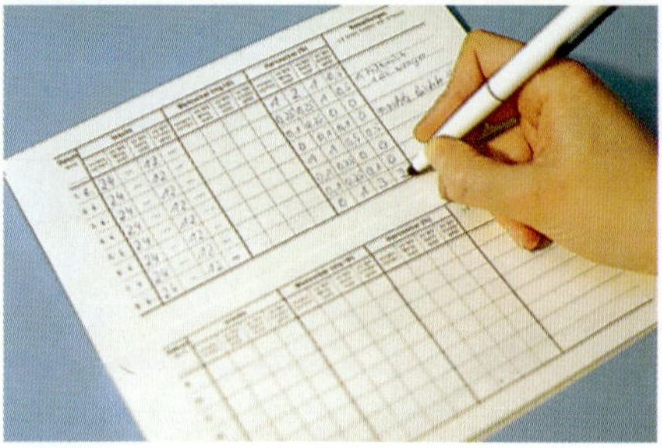

Eintragung der Harnzuckerwerte in Prozent.

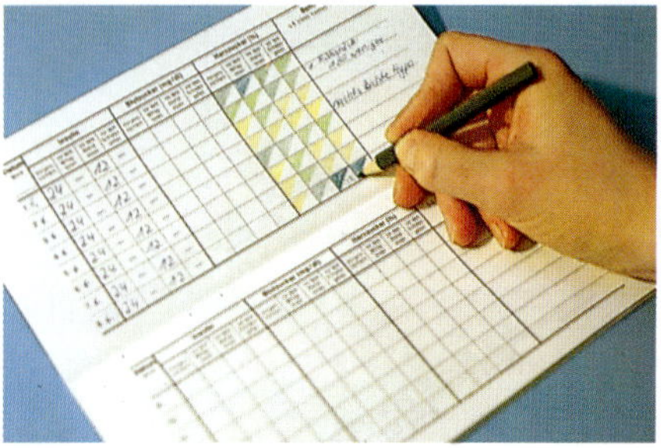

Eintragung der Harnzuckerwerte mit Farbstiften.

Blutzuckerselbstkontrolle

Ein Diabetiker kann seinen Blutzukker mit einem Teststreifen, z. B. mit dem Hämoglukotest 20-800, oder mit einem Blutzuckermeßgerät, welches einen Teststreifen auswertet, messen. Hierzu muß man sich mit einer Lanzette, einer Injektionsnadel oder einem entsprechenden Gerät (Autoclix, Autolet, Autolance, Autolancet) zur Blutgewinnung in den seitlichen Teil der Fingerbeere oder das Ohrläppchen (vor dem Spiegel) stechen. Der Blutstropfen soll so groß sein, daß er das Reaktionsfeld des Streifens voll bedeckt. Nach der vorgeschriebenen

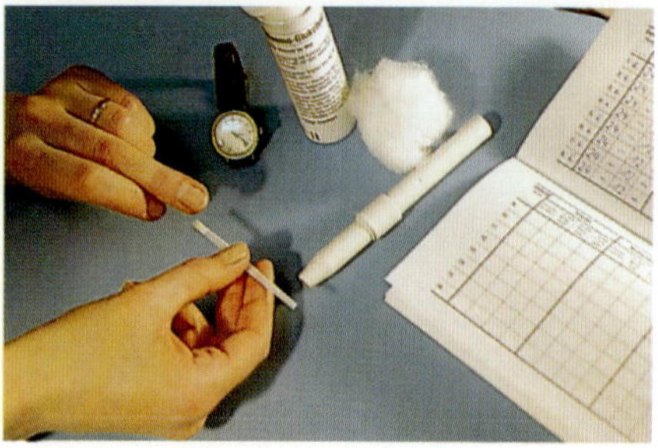

Gerät zur Blutzuckerselbstkontrolle.

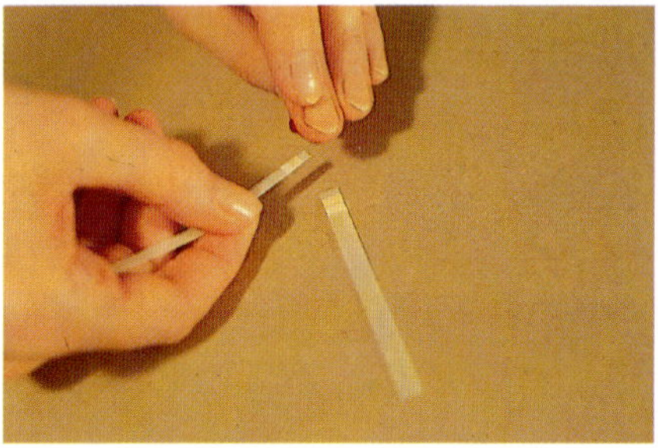

Blutstropfen auf den Teststreifen aufbringen.

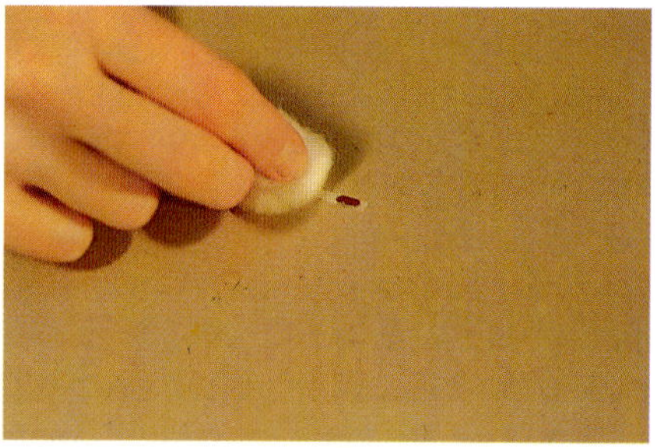

Nach einer Minute mit Watte abwischen.

Minute wird abgewischt und nach weiteren 1 - 2 Minuten (je nach Blutzuckerhöhe) wird abgelesen.

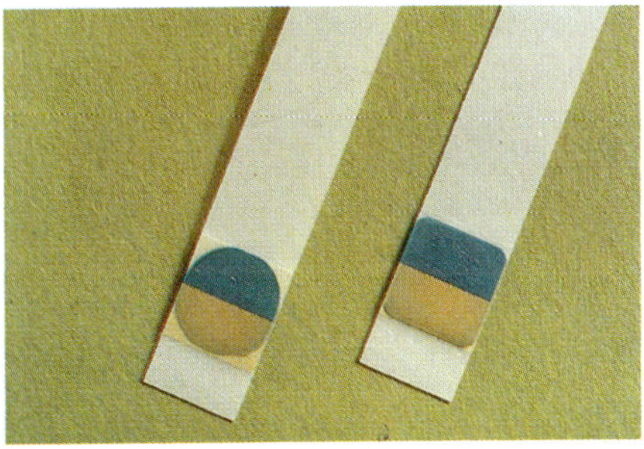

Farben des Hämoglukotest nach richtigem Abwischen.

Wir empfehlen unseren Patienten, den Blutzuckerteststreifen längs durchzuschneiden und so mit dem halbierten Streifen ihren Blutzucker zu messen. Sie sparen dadurch Geld und Blut. Untersuchungen haben ergeben, daß die Messung mit dem längs durchgeschnittenen Streifen ebenso genau ist. Man sollte sich dessen jedoch noch einmal vergewissern. In einer Untersuchung mit unseren Patienten hat sich ergeben, daß die Genauigkeit des Streifens ausreicht, um die notwendigen Entscheidungen für die Behandlung zu treffen. Auch Blutzuckermeßgeräte haben Fehler. Man kann mit ihnen nicht genauer messen als mit dem eigenen Auge.

Patienten mit Sehstörungen, z. B. nach Lichtkoagulation des Augenhintergrundes, oder solche, die häufig bei schlechten Beleuchtungsverhältnissen messen müssen, kommen mit dem Streifen häufig nicht zurecht. Für sie ist ein Gerät angebracht.

Blutzuckerselbstkontrolle und Harnzuckerselbstkontrolle im Vergleich

Die Blutzuckerselbstkontrolle hat Vorteile und Nachteile. Mit der Blutzuckerselbstkontrolle hat man immer nur eine Momentaufnahme, aber eben auch einen ganz aktuellen Wert, während der Harnzucker uns einen Mittelwert über einen bestimmten Zeitraum, nämlich die Periode, in der der Urin in der Blase gesammelt wird, gibt.

Im Vergleich zur Harnzuckerselbstkontrolle ist die Blutzuckerselbstkontrolle teurer und mit dem Stechen und Blutentnehmen belastet, was viele Pa-

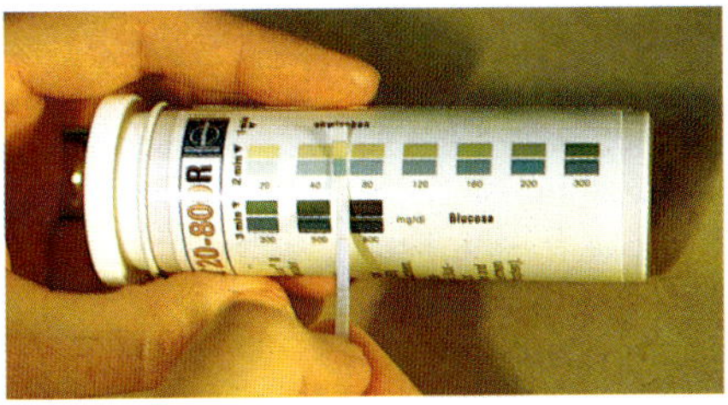

Hämoglukotest 20 - 800 nach zwei Minuten ablesen.

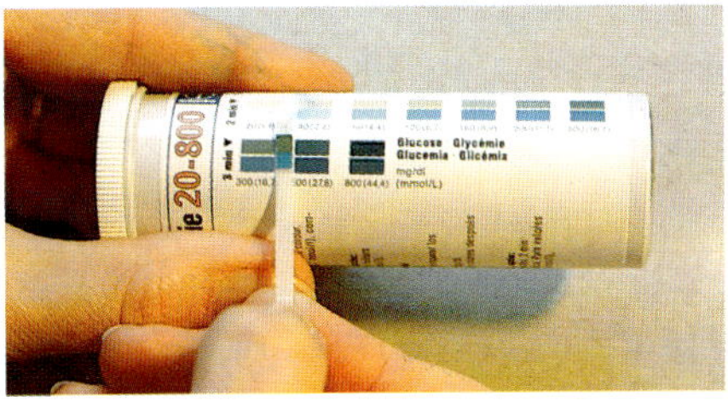

Werte über 240 mg/dl nach drei Minuten ablesen.

tienten doch nicht gerne regelmäßig machen.

Dagegen kann man nur mit der Blutzuckerselbstmessung zwischen normalen Blutzuckerwerten und solchen im Hypobereich unterscheiden. Bei beiden zeigt der Harnzucker 0 an, weil beide unterhalb der Nierenschwelle liegen.

Deswegen hat sich die Blutzuckerselbstkontrolle bei der *Erkennung und Vorbeugung von Hypoglykämien* bewährt. Diabetiker, die sich ihrer Schockzeichen nicht sicher sind, sollten einen Blutzucker messen, um zu sehen, ob sie unterzuckert sind. Auch *diabetische Kinder* haben häufig schwer erkennbare Schockzeichen wie Flapsigkeit, Clownerien, Müdigkeit, Verdrossenheit. Deswegen sollten die Eltern diabetischer Kinder Blutzucker messen können. Auch zur Vorbeugung von Hypoglykämien hat sich die Blutzuckerselbstkontrolle als nützlich erwiesen: ist z. B. bei einem Patienten mit häufigen nächtlichen Schocks vor der Spätmahlzeit der Harnzucker negativ, kann der Blutzucker zwischen 180 und 40 liegen. In einem solchen Fall hilft eine Blutzuckerselbstmessung, um die Menge der Kohlenhydrate zur Spätmahlzeit festzulegen. Das gleiche gilt für *Sport und Spiel* und für Patienten mit fehlenden Warnsymptomen einer Hypoglykämie. Auch labile Diabetiker mit starken Blutzuckerschwankungen und häufigen Hypoglykämien werden häufiger ihren Blutzucker ergänzend zur Harnzuckerselbstkontrolle selbst überprüfen müssen.

Patienten, die eine Stoffwechsellage im normnahen Bereich haben, können ihren Stoffwechsel nur durch Blutzuckerselbstkontrolle überwachen. Auch bei intensivierter Insulintherapie, wenn die Insulindosis zum Essen auch von der Höhe des gemessenen Blutzuckers abhängt, ist die Blutzuckerselbstkontrolle obligat.

Welche Methode der Stoffwechselselbstkontrolle ist für welchen Diabetiker geeignet?

Mit der Selbstkontrolle soll die gute Diabeteseinstellung kontrolliert und ggfs. korrigiert werden. Für den mit Diät allein und den mit Diät und Tabletten eingestellten Diabetiker liegt eine gute Diabeteseinstellung nur dann vor, wenn der höchste Blutzucker im Verlauf des Tages 160 bis 180 mg/dl nicht überschreitet und dieser Diabetiker keinen Zucker im Harn ausscheidet. Deshalb ist für den mit Tabletten eingestellten Diabetiker die Untersuchung des Harns mit einem Streifentest völlig ausreichend. Ist Harnzucker positiv, so ist die Einstellung schon nicht mehr gut.

Der insulinspritzende Diabetiker sollte auch harnzuckerfrei mit fast normalen Blutzuckerwerten eingestellt sein. Viele Insuliner werden dieses Ziel jedoch nicht immer erreichen. Als tragbar haben wir eine Harnzuckerausscheidung von bis zu 15 g Zucker in 24 Stunden bezeichnet. Wenn man sich das auf eine durchschnittliche Harnmenge von 1500 ml in 24 Stunden umrechnet, so darf dieser Diabetiker in seinem Harn eine Zuckerkonzentration zwischen 0 und 1 Prozent haben. Wenn der Harnzucker positiv ist, muß er jedoch wissen, wieviel Prozent Zucker in seinem Harn vorhanden sind. Deshalb ist für den insulinspritzenden Diabetiker die Testung seines Urins mit Diabur-5000-Teststreifen zu empfehlen, da mit dieser Methode eine differenzierte Abschätzung der Harnzuckerkonzentration möglich ist.

Viele Diabetiker mit stabiler Stoffwechsellage, vor allem ältere Diabetiker, die nur einmal spritzen, werden regelmäßig nur ihren Harnzucker selbst kontrollieren und damit gut fahren. Auch Kinder und Jugendliche wollen sich nicht häufig stechen und testen lieber regelmäßig ihren Harn.

Wir empfehlen allen Diabetikern, die Insulin spritzen, *regelmäßig* ihren *Harnzucker* selbst zu testen. In bestimmten Fällen ist eine ergänzende, gelegentliche Blutzuckerselbstkontrolle angezeigt. Das haben wir oben im Kapitel Blutzuckerselbstkontrolle besprochen. *Jeder insulinspritzende Diabetiker sollte demnach in der Lage sein, seinen Blutzucker selbst zu messen.* Diabetiker, die einmal täglich Insulin spritzen und Diabetiker, die zweimal täglich ein Verzögerungsinsulin spritzen, brauchen im allgemeinen nur ihren Harnzucker zu testen, um ihren Diabetes zu überwachen und zu führen.

Diabetiker, die eine Insulinbehandlung mit individueller Mischung aus Altinsulin und Verzögerungsinsulin durchführen und solche, die eine sogenannte intensivierte Insulinbehandlung (mit mehr als zwei Insulinspritzen pro Tag) praktizieren und die gelernt haben, die Altinsulindosis den jeweiligen Umständen anzupassen, müssen vor jeder Altinsulingabe ihren Blutzucker (zusätzlich zum Harnzucker) messen. Wer also zweimal NPH- und Altinsulin spritzt, muß zweimal messen, wer viermal spritzt, viermal.

Eine *regelmäßige Blutzuckerselbstkontrolle 4 x täglich* ist notwendig für die Patienten, die mit ihrem Blutzucker immer unterhalb der Nierenschwelle liegen, bei denen die Harnzuckerselbstkontrolle keinen oder einen nur unzureichenden Aufschluß über die Stoffwechsellage gibt. Das sind streng eingestellte Diabetikerinnen in der Schwangerschaft, Patienten, die mit tragbaren Insulinpumpen behandelt werden oder andere Patienten mit einer Einstellung mit nahezu normalen Blutzuckerwerten. Auch Patienten, die eine sehr niedrige Nierenschwelle haben und schon bei normalen Blutzuckern immer Harnzucker ausscheiden und solche mit deutlich erhöhter Nierenschwelle sind auf die Blutzuckerselbstkontrolle angewiesen.

Wann und wie häufig soll der Diabetiker seinen Stoffwechsel selbst kontrollieren?

Da der höchste Blutzucker im Verlauf des Tages etwa eine Stunde morgens nach dem ersten Frühstück auftritt, genügt es für den mit Tabletten harnzuckerfrei eingestellten Diabetiker, seinen Urin um diese Zeit einmal am

Tag auf das Vorhandensein von Zucker zu untersuchen. Der *mit Tabletten eingestellte Diabetiker* verfährt daher in der Praxis so, daß er vor dem ersten Frühstück seine Harnblase entleert und diesen Urin verwirft. 2 bis 3 Stunden nach dem ersten Frühstück oder vor dem Mittagessen wird der in der Harnblase gesammelte Urin erneut entleert, und dieser Urin wird mit einem Teststreifen auf Zucker geprüft. Ist dieser Urin harnzuckerfrei, so hat der Blutzucker in der Zeit zwischen dem ersten Wasserlassen und dem jetzigen Wasserlassen die "Nierenschwelle" von 160 bis 180 mg/dl nicht überschritten; dieser Diabetiker ist also gut eingestellt.

Der *insulinspritzende Diabetiker* soll seine Harnzucker- bzw. Blutzuckerselbstkontrolle zu folgenden Zeiten vornehmen:

1. morgens nüchtern,
2. vor dem Mittagessen,
3. vor dem Abendessen,
4. vor dem Schlafengehen.

Die Testung *morgens nüchtern* sagt aus, ob das abendliche Insulin ausreichend gewirkt hat.

Die Harnzuckertestung *vor dem Mittagessen* sagt aus, ob der Blutzucker vormittags die Nierenschwelle überschritten hat, d. h. ob das morgendliche Insulin eine ausreichende Wirkung am Vormittag hat.

Die Testung *vor dem Abendessen* sagt aus, wie der Blutzucker nachmittags gewesen ist, d. h. ob das morgendliche Insulin auch am Nachmittag noch ausreichend wirkt.

Die Testung *vor dem Schlafengehen* sagt aus, ob das abendliche Insulin ausreicht zur Verwertung der Kohlenhydrate des Abendessens.

Untersuchungen haben gezeigt, daß eine Verringerung der täglichen Selbstkontrollen von vier auf zwei Tests eine Verschlechterung der Diabeteseinstellung bewirkte. Die Häufigkeit des Testens ist also für den insulinspritzenden Diabetiker sehr wichtig.

Protokollierung der Ergebnisse

Eine Selbstkontrolle ohne Protokollierung der Ergebnisse ist so gut wie eine nicht durchgeführte Selbstkontrolle. Die Testergebnisse müssen unbedingt in einem Protokollbuch festgehalten werden. Wenn man kein Protokollheft hat, kann man sich aus einem Oktavheft durch entsprechende Linierung (s. S. 110) selbst eines herstellen.

Die Ergebnisse des Diabur-5000 können entweder in Zahlen (dann der Übersichtlichkeit halber ohne Prozentangabe) oder gleich in den entsprechenden Farben eingetragen werden. Die Buntstifte zur Protokollierung des Diabur-5000-Testes stellt die Firma Boehringer zur Verfügung. Die Protokollierung in Farben hat den Vorteil, daß man auf einen Blick sehen kann, wie die Einstellung ist.

Kosten der Selbstkontrolle

Da durch die Selbstkontrolle die Diabeteseinstellung und damit die Lebensqualität verbessert werden kann, werden die Kosten hierfür von den Krankenkassen übernommen. Für den Bereich Niedersachsen haben wir entsprechende Empfehlungen mit den Landesverbänden der Krankenkassen ausgearbeitet. Danach werden die Kosten für die Harnzucker- und Blutzuckerteststreifen übernommen. Für ein Blutzuckermeßgerät ist ein Antrag mit einer ausführlichen Begründung erforderlich.

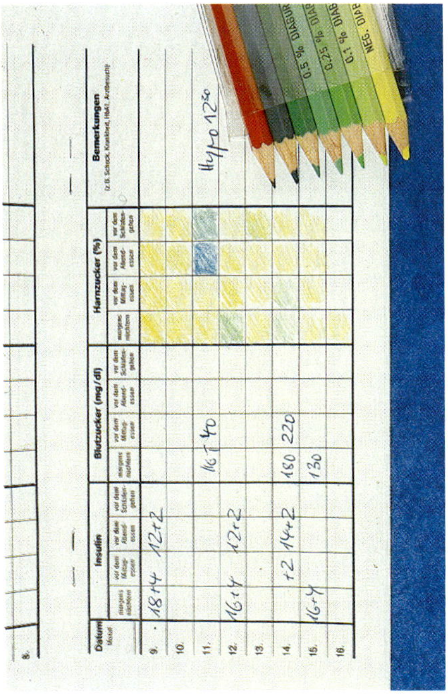

Gelegentliche Blutzuckerselbstkontrolle in Ergänzung zur regelmäßigen Harnzuckerselbstkontrolle.

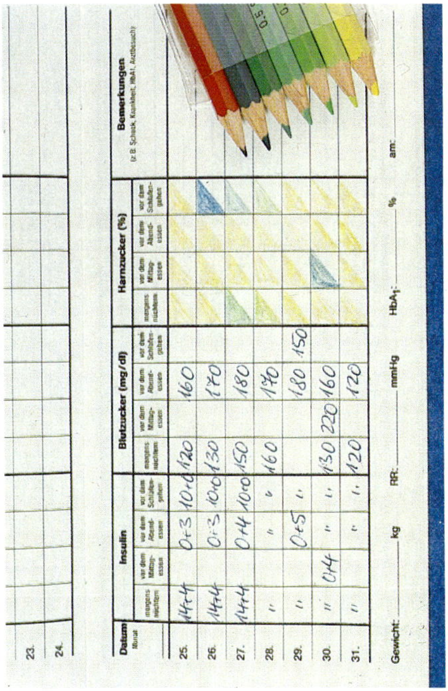

Regelmäßige Harnzucker- und Blutzukkerselbstkontrolle ist bei Patienten mit intensivierter konventioneller Insulintherapie notwendig.

Datum	Insulin				Blutzucker (mg/dl)				Harnzucker (%)				Bemerkungen
Monat ______	morgens nüchtern	vor dem Mittag-essen	vor dem Abend-essen	vor dem Schlafen-gehen	morgens nüchtern	vor dem Mittag-essen	vor dem Abend-essen	vor dem Schlafen-gehen	morgens nüchtern	vor dem Mittag-essen	vor dem Abend-essen	vor dem Schlafen-gehen	(z. B. Schock, Krankheit, HbA_{1c}, Arztbesuch)
1.													
2.													
3.													
4.													
5.													
6.													
7.													
8.													

Protokollbuch über die Selbstkontrolle: links ist das Datum bereits vorgeschrieben, in die nächste Spalte unter Insulin trägt man die Insulindosis selbst ein. Von einer bis vier Spritzen täglich kann jede Dosis eingetragen werden. Die mittlere Spalte (Blutzucker) ist vorbereitet für die Eintragung der selbst gemessenen Blutzuckerwerte vor den drei Hauptmahlzeiten und vor dem Schlafengehen. Rechts davon ist der Platz für die Harnzuckerprotokollierung, in den die routinemäßig viermal täglich gemessenen Harnzuckerwerte mit Farbstiften oder mit Prozentzahlen eingetragen werden können. Unter Bemerkungen werden Ursachen für Veränderungen der Testergebnisse wie Krankheiten, Hypoglykämien, Diätunregelmäßigkeiten eingetragen, aber auch die vom Arzt oder im Kliniklabor gemessenen Blutzuckerwerte, HbA_{1c}- und Blutdruckwerte, die das Protokoll über die Selbstkontrolle ergänzen.

Variation der Insulindosis und/oder der Diät in Abhängigkeit von den Ergebnissen der Stoffwechselselbstkontrolle

Die ganze Kunst der Diabeteseinstellung besteht darin, die drei Hauptfaktoren, die den Blutzucker beeinflussen, in ein Gleichgewicht zu bringen: Das sind das Insulin, die Kohlenhydrat aus der Nahrung und die körperliche Bewegung (die Muskelarbeit).

Insulin und körperliche Bewegung wirken blutzuckersenkend, die Kohlenhydrate erhöhen den Blutzucker.

Viele insulinspritzende Diabetiker haben einen so stabilen Diabetes, daß sie nach einer Einstellung in einer Diabetesklinik oder einem Krankenhaus über lange Zeit bei gleichbleibender Diät und Insulindosis gut eingestellt sind. Für andere Diabetiker gilt jedoch, daß sie, wenn sie ihre gute Einstellung erhalten wollen, ihre Insulindosis und ihre Diät den wechselnden Lebensbedingungen des Alltags nach Entlassung aus der Klinik anpassen müssen. Nur der geschulte, mit den Problemen des Diabetes, insbesondere seines eigenen Diabetes vertraute Diabetiker, der ständig seinen Diabetes durch Selbstkontrolle unter Kontrolle hält, sollte jedoch seine Insulindosis nach den Ergebnissen der Selbstkontrolle ändern. Für diesen Diabetiker wollen wir im folgenden einige Tips (Hilfen) geben:

Über das Verhalten in besonderen Situationen, bei akuten Erkrankungen mit Fieber oder Durchfall, sprechen wir im nächsten Kapitel. Im folgenden soll mehr von längerfristigen Änderungen der Stoffwechsellage und Alltagsregulationen die Rede sein.

Bei der Besprechung des Vorgehens sollten wir unterscheiden, ob ein Diabetiker nur zweimal am Tage Insulin spritzt und seinen Harnzucker kontrolliert oder ob er mehrmals Insulin in Mischung mit Altinsulin spritzt und seinen Blutzucker selbst mißt.

Verfahren bei zweimaliger Insulininjektion und Harnzuckerselbstkontrolle:

a) bei zu niedrigen Werten (Unterzuckerung)

Ständig niedrige Blutzucker, negativer Harnzucker und deutliche Unterzuckerungszeichen sprechen für eine zu hohe Insulindosis. Man muß jedoch zunächst überprüfen, ob Diätfehler für die Unterzuckerung verantwortlich sind, d. h., ob eine Mahlzeit weggelassen worden ist, zu spät eingenommen worden ist oder zu klein ausgefallen ist. Auch sollte man sich überlegen, ob nicht aus Versehen zuviel Insulin gespritzt worden ist (ungenau aufgezogen?). Drittens muß man prüfen, ob nicht eine kurzdauernde körperliche Belastung (Sport, Gartenarbeit) ohne ausreichende Sport- oder Extra-Kohlenhydrate für die Unterzuckerung verantwortlich war. In all diesen Fällen ist eine Änderung der Insulindosis unangebracht, sondern dann muß die Ursache der Unterzuckerung beseitigt werden.

In den anderen Fällen, wenn also der Insulinbedarf durch längerdauernde körperliche Bewegung, z. B. bei beruflicher Umstellung, im Urlaub oder aber auch nach Abklingen eines Infektes sinkt, sollte die Dosis des verantwortlichen Insulins um 10% gekürzt werden. Die 10% sollten dabei auf gerade Zahlen auf- bzw. abgerundet werden. Das verantwortliche Insulin für einen Schock im Verlauf des Tages ist das morgens gespritzte, für einen nächtlichen Schock das abends gespritzte. Das Ergebnis muß natürlich mit der Selbstkontrolle überprüft werden.

Verringerung der Insulindosis im Urlaub

Bei sportlichen Unternehmungen im Urlaub (Wander-, Rad-, Bergtouren und Skilaufen) muß die Insulindosis z. T. erheblich verringert werden. Erfahrungen von Diabetikern zeigen, daß im Winterurlaub mit Pisten-Skilauf im allgemeinen eine Dosisverringerung um 20 - 25% ausreicht. Bergtouren im Sommer oder Winter und Skilanglauf bedingen manchmal eine Senkung des Insulinbedarfs bis auf 50% der Alltagsdosis.

Die Insulinunempfindlichkeit im Urlaub nimmt allerdings erst allmählich zu - d. h. am ersten Tag ist noch nicht die Reduktion um die volle Dosis erforderlich. Schrittweise muß die Insulindosis (auch die abendliche!) in den ersten zwei bis vier Tagen nach den Ergebnissen der Stoffwechselselbstkontrolle verringert werden.

Nach größeren sportlichen Unternehmungen bleibt die erhöhte Insulinempfindlichkeit auch ohne körperliche Aktivität noch einige Tage weiter bestehen. Man verfährt umgekehrt wie bei der Verringerung und erhöht die Insulindosis schrittweise in den ersten Tagen nach Rückkehr aus dem Urlaub.

b) bei zu hohen Werten

Ständig, d. h. über 2 - 3 Tage konstant auftretende, erhöhte Harnzuckerausscheidungen und erhöhte Blutzuckerwerte sprechen für eine schlechte Stoffwechsellage und einen erhöhten Insulinbedarf.

Auch hier ist zunächst zu prüfen, ob nicht Diätfehler die Ursache der Stoffwechselverschlechterung sind.

Ist dies ausgeschlossen, so ist die Dosis des verantwortlichen Insulins um 10%

(auf- bzw. abgerundet auf gerade Zahlen) zu erhöhen.

Beispiel: Verordnete Insulindosis 22/12 IE (mittellang wirkendes Verzögerungsinsulin). Die Teste zeigen morgens ständig Harnzucker negativ an (nüchtern), vor dem Mittagessen 1%, vor dem Abendessen 2%, vor dem Schlafengehen 0,1% - keine Diätfehler. Die abendliche Insulindosis reicht aus, die morgendliche Dosis muß um 10% = 2,2 IE, abgerundet 2 IE, also auf 24 IE erhöht werden.

Ungleichmäßige Stoffwechsellage

Schwieriger ist das Problem bei ungleichmäßigen Ergebnissen der Teste. So kann ein Diabetiker, der morgens und abends ein mittellang wirkendes Insulin spritzt, vor dem Schlafengehen Harnzucker negativ und Blutzucker um 120 mg/dl haben, morgens nüchtern aber 2% Harnzucker und einen Blutzucker von 240 mg/dl. Die gleiche Situation liegt vor, wenn vormittags negativ getestet wird und vor der Abendspritze Harnzucker positiv und Blutzucker hoch sind.

Dies könnte dadurch bedingt sein, daß nachts bzw. vormittags Hypoglykämien auftreten, die zu einer Gegenregulation morgens bzw. nachmittags führen. Andere Ursachen können ungleichmäßig verteilte Bewegung, ungleichmäßig verteilte Diät oder zu kurze Insulinwirkung sein. Auch in den zuletzt genannten Fällen könnte eine Erhöhung der Insulindosis zu Unterzuckerungserscheinungen führen.

Eine Hypoglykämie mit Gegenregulation sollte ausgeschlossen werden. Hierzu müßte man einmal nachts zwischen Mitternacht und 4.00 Uhr einen Blutzucker abnehmen bzw. selbst messen; tagsüber wäre die Zeit unmittelbar vor dem 2. Frühstück oder vor dem Mittagessen (je nach Insulintyp) die kritische Zeit, zu der ein hypoglykämischer Wert gemessen werden könnte.

Man kann auch versuchsweise die Insulindosis reduzieren. Bessern sich die Werte, spricht dies für eine Hypoglykämie mit Gegenregulation; werden sie schlechter, liegen andere Ursachen vor.

In diesem Falle kann man entweder ein anderes (längerwirkendes) Insulin verwenden - hierzu ist der Arzt zu befragen - oder die Diät umverteilen: Kohlenhydrate da kürzen, wo die Teste schlecht sind, und dahin umverteilen, wo die Werte niedrig sind. Damit kann häufig eine gleichmäßige Stoffwechsellage erzielt werden.

Für die Nachtsituation ist eine vorsichtige Verstärkung (um 10-15 g KH) und Späterverlagerung der Spätmahlzeit zu versuchen.

...bei zu schwacher Initialwirkung des Insulins

Das umgekehrte Problem, daß nämlich die Teste nach dem Spritzen (vormittags oder vor dem Schlafengehen) schlecht und vor der nächsten Spritze gut sind, ist einfacher zu lösen.

In diesem Fall haben wir eine unzureichende Insulinwirkung für die Kohlenhydrate der der Insulininjektion folgenden Mahlzeit. Am leichtesten ist dies zu beheben, wenn der Spritz-Eß-Abstand verlängert wird, z. B. von 30 auf 45 Minuten. Reicht dies nicht aus, können die KH noch verschoben werden.

Die Variationen in der Insulindosis und/oder der Diät bedürfen der Überwachung durch ständige Selbstkontrolle und in regelmäßigen Abständen der Kontrolle durch den Arzt.

Verfahren bei Insulinbehandlung mit individueller Mischung und Blutzuckerselbstkontrolle

Leichter sind solche Anpassungen der Insulindosis an wechselnde Stoffwechselverhältnisse durchzuführen, wenn man eine individuelle Mischung (s. S. 69) aus mittellangwirkendem Verzögerungsinsulin (NPH-Insulin) und Alt-(Normal-)Insulin spritzt. Mit einer individuellen Mischung hat man ja zwei zusätzliche, also insgesamt vier Variationsmöglichkeiten.

Man richtet die Dosis des morgendlichen NPH-Insulins nach dem Test vor der Abendspritze, die Dosis des abendlichen NPH-Insulins nach dem Nüchternwert. Da diese Blutzuckerwerte zwischen 80 - 120 mg/dl liegen sollten, ist hier häufig eine Blutzuckerselbstmessung erforderlich.

Das Altinsulin reguliert man nach dem Test vor dem Schlafengehen bzw. vormittags. Mißt man Blutzucker, sollte

Allgemein gilt:

Der Insulinbedarf wird **gesenkt** durch

1. vermehrte körperliche Bewegung (Muskelarbeit)

2. Verringerung der Nahrungszufuhr (Kürzung der Diät, Unfähigkeit zu essen bei Krankheiten)

Der Insulinbedarf wird **erhöht** durch

1. Wegfall gewohnter körperlicher Bewegung

2. Streß, Aufregung, seelische Belastungen

3. Krankheiten

man 1 - 2 Stunden nach der Spritze messen, da Altinsulin zu diesem Zeitpunkt seine Maximalwirkung entfaltet. Hypos vor dem Mittagessen sind schon durch das NPH-Insulin bedingt, dessen kräftigste Wirkung 4 Stunden nach der Injektion beginnt. Bei Hypos um 12.00 Uhr müßte also das NPH-Insulin, nicht das Altinsulin, gekürzt werden (oder die Diät geändert werden).

...und bei intensivierter konventioneller Insulintherapie

Gewisse Anhaltszahlen können die Korrektur des Blutzuckerspiegels noch verfeinern. Wenn man bei intensivierter konventioneller Insulintherapie mit Verzögerungsinsulin nur das basale Insulin ersetzt oder bei einer Pumpenbehandlung das gleiche mit der Basalrate macht, kann man mit Altinsulin etwaige Ausrutscher des Blutzuckerspiegels korrigieren. Eine Einheit Altinsulin senkt den Blutzucker um etwa 30 - 40 mg/dl, je nach der Insulinempfindlichkeit des einzelnen Diabetikers. D. h., um einen Blutzucker von 180 mg/dl auf 110 mg/dl herunter zu bringen, benötigt man zwei Einheiten Altinsulin.

Für die Korrektur zu niedriger Werte kann man sich daran halten, daß 10 g Traubenzucker den Blutzucker um etwa 50 mg/dl anheben. Auch hier sollte die Empfindlichkeit durch Blutzuckerselbstmessung überprüft werden. Beide Regeln gelten nur bei intensivierter konventioneller Insulintherapie.

Verhalten in besonderen Situationen

Jeder Diabetiker kann einmal in Situationen geraten, die seine Diabeteseinstellung schwer gefährden und eine lebensbedrohliche Entgleisung des Diabetes mit der Gefahr eines diabetischen Komas verursachen können. Unter diesen besonderen Situationen verstehen wir vor allem fieberhafte Erkrankungen, z. B. Infektionskrankheiten, sowie Erkrankungen des Magen-Darm-Traktes, die mit Übelkeit, Erbrechen und evtl. auch Durchfall einhergehen.

Belastung für den Stoffwechsel

Wie wirken sich diese Erkrankungen auf den Stoffwechsel des Diabetikers aus? Jeder Diabetiker weiß, daß eine fieberhafte Erkrankung eine Belastung des Stoffwechsels darstellt, die mit einem höheren Insulinbedarf einhergeht. Wird die Insulindosis eines Diabetikers beibehalten, so verschlechtert sich die Diabeteseinstellung, es kann zu einer Stoffwechselentgleisung kommen mit der Gefahr, daß sich ein diabetisches Koma entwickelt.

Deshalb sollte jeder Diabetiker, der fieberhaft erkrankt und an seinen Testen die Stoffwechselverschlechterung erkennt, sofort seinen Hausarzt verständigen. In schweren Fällen wird der Hausarzt eine Krankenhauseinweisung veranlassen.

Es kann jedoch sein, daß der Hausarzt oder überhaupt ein Arzt nicht zu erreichen ist, wenn man sich z. B. im Urlaub im Ausland in einer einsamen Gegend befindet, wo dann unter Umständen auch noch sprachliche Verständigungschwierigkeiten bestehen. Es kann aber auch sein, daß ein erfahrener, selbständiger Diabetiker diese Situation mit Zustimmung und nach Anleitung seines Arztes selber meistern will.

Fieberhafte Erkrankungen

In diesen Fällen kann der Diabetiker sich selbst helfen: Bei fieberhaften Erkrankungen, bei denen die normale Nahrungsmenge aufgenommen werden kann, wird zunächst die übliche Dosis des Depot- bzw. sonstigen Verzögerungsinsulins gespritzt.

Anschließend mißt er in drei- bis vierstündigen Abständen seinen Harnzukker oder Blutzucker und spritzt je nach Ausfall des Testes Altinsulin (Normalinsulin) nach. Führt der Diabetiker seinen Diabetes mittels Harnzukkerselbstkontrolle, richtet er sich beim Zuspritzen von Altinsulin nach der "0-bis-8-Regel" des Schweizer Diabetologen Constam.

Verfahren bei Harnzucker-selbstkontrolle

Ist der Harnzucker negativ, so wird kein Insulin gespritzt (0 IE). Ist der Harnzucker schwach positiv (= 1/4 bis 3/4 %), so werden 2 IE Altinsulin zusätzlich gespritzt. Bei Harnzucker 1 % beträgt die Altinsulin-Dosis 4 IE, bei Harnzucker 2 Prozent werden 8 IE gespritzt.

Die zusätzliche Altinsulindosis liegt also zwischen 0 und 8 IE, daher der Name 0-bis-8-Regel. Die 0-bis-8-Regel gilt für einen Diabetiker mit einem mittleren Insulinbedarf von ca. 40 IE; bei wesentlich höherem oder niedrigerem Insulinbedarf muß sie entsprechend vom Arzt modifiziert werden, z. B. zu einer 0-bis-16-Regel oder einer 0-bis-4-Regel.

Es gibt noch eine Verfeinerung in dieser Anleitung, die besagt, daß die Altinsulindosis nach der 0-bis-8-Regel verdoppelt wird, wenn im Urin auch noch Azeton positiv ist.

Man kann auch sagen, daß bei stärkerer Entgleisung (Harnzucker über 2%) 20% des Tagesinsulinbedarfes (Morgen- und Abenddosis zusammengerechnet) nachgespritzt werden soll. Mit dieser Hilfsregel kann sich jeder Diabetiker seine Zusatzdosis an Altinsulin selbst ausrechnen. In jedem Falle richtet man sich nach dem Erfolg (bzw. Mißerfolg). Bei Mißerfolg sollte man zuerst die Spritzabstände verkürzen, unter Umständen sogar stündlich spritzen, bevor man die Dosis über 8 IE hinaus erhöht.

Verfahren bei Blutzucker-selbstkontrolle

Ein Diabetiker, der regelmäßig seinen Blutzucker selbst mißt, kontrolliert diesen bei fieberhaften Erkrankungen ebenfalls in kurzen, drei- bis vierstündigen Abständen. Er richtet sich beim Zuspritzen von Altinsulin nach seinem Anpassungsplan oder nach der 30er-Regel, d. h. pro 30 mg/dl Blutzukker über dem Zielbereich spritzt er eine Einheit Altinsulin zusätzlich.

Auch hier richtet man sich nach dem Erfolg und wird gegebenenfalls, wenn Azeton positiv ist, die Dosis verdoppeln müssen, wie beim Verfahren bei Harnzuckerselbstkontrolle beschrieben.

Wichtig ist auch, daß in solchen Situationen genügend Flüssigkeit getrunken wird, um die Schlacken auszuscheiden und eine Austrocknung zu verhindern.

Wenn nach diesem Schema verfahren wird, ist der Diabetes immer unter Kontrolle und die Gefahr eines Komas gebannt.

Ein Beispiel

Im folgenden sei dieses Schema noch einmal an einem praktischen Beispiel illustriert: Ein Diabetiker, der 28/14 IE eines mittellang wirkenden Verzögerungsinsulins spritzt, wacht auf einer Lapplandreise morgens mit Kopfschmerzen auf. Das Fieberthermometer zeigt 38,7° C. Er spritzt wie üblich seine 28 IE mittellang wirkendes Verzögerungsinsulin morgens um 7.00 Uhr, testet vier Stunden später, also um 11.00 Uhr, erneut, wobei der Harnzucker 2% und mehr ergibt. Er spritzt also 8 IE Altinsulin. Um 14.30 Uhr testet er 1%, spritzt also 4 IE Altinsulin. Um 18.00 Uhr testet er negativ, so daß er nur seine üblichen 14 IE Verzögerungsinsulin spritzt. Auch in der Nacht um 22.00 Uhr und 2.00 Uhr testet er seinen Urin und spritzt entsprechend Altinsulin nach, so daß am nächsten Morgen, wenn das Fieber verschwunden ist, die übliche Dosis Verzögerungsinsulin ohne zusätzliches Altinsulin gespritzt wird. Viermal testen am Tage ist für diesen Diabetiker sowieso selbstverständlich.

Gefährdung durch Erbrechen und Durchfall

Die zweite Situation, die den Diabetiker gefährden kann, ist eine Erkrankung mit Durchfall und Erbrechen, bei der im allgemeinen kein Fieber besteht.

Diese Situation ist dadurch gekennzeichnet, daß keine Nahrungsaufnahme möglich ist. *Auch dann, wenn ein Diabetiker nicht essen kann, muß er unbedingt Insulin spritzen!* Der irrtümliche Schluß, man müsse kein Insulin spritzen, wenn man nicht essen kann, ist auch heute noch eine der häufigsten Ursachen des diabetischen Komas. In solchen Fällen kann die Insulindosis verringert werden, jedoch weiß man vorher nie, wieviel weniger man spritzen muß. Auch in diesem Fall ist es besser, den Hausarzt zu verständigen und evtl. eine Krankenhauseinweisung zu veranlassen. Wenn dieses jedoch nicht möglich ist, empfiehlt sich folgendes Verfahren:

Wenn infolge Erbrechens keine Nahrungsmittelaufnahme bei einem insulinspritzenden Diabetiker möglich ist, spritzt der Diabetiker nur die Hälfte der üblichen Verzögerungsinsulin-Dosis. Abschließend verfährt er nach der 0-bis-8-Regel bei Harnzuckerselbstkontrolle bzw. nach der 30er Regel bei Blutzuckerselbstkontrolle.

Wenn keine feste Nahrung aufgenommen werden kann, sollte der Diabetiker sich doch eine geringe Menge Kohlenhydrate zuführen, um dem Entstehen einer Ketose mit starker Ausscheidung von Azeton im Urin vorzubeugen. Hierzu bereitet er sich einen heißen Tee mit einem halben Liter (500 ml) Wasser. In diesem Tee werden 50 g Zucker (das entspricht etwa 4 Eßlöffeln oder 8 Teelöffeln) aufgelöst. Der Diabetiker nimmt diesen Tee über acht Stunden verteilt zu sich, wobei er ihn nicht trinkt, sondern schlückchenweise Tee in den Mund nimmt, wo Flüssigkeit und Zucker von der Mundschleimhaut aufgenommen werden. Coca Cola (hat in 500 ml auch 50 g Zucker) ist eine Alternative zum heißen, gezuckerten Tee.

Durchfallerkrankungen mit Übelkeit und Erbrechen treten als typische Sommerdiarrhoe bei Reisen in südliche Urlaubsländer auf und dauern nur kurz, meist nur 1 bis 2 Tage. Wenn der Diabetiker sich mit dem o. a. Verfahren selbst hilft, ist der Diabetes immer unter Kontrolle und die Gefahr der Entwicklung eines diabetischen Komas gebannt.

Zeitverschiebungen beim Fliegen

Eine weitere Anwendungsmöglichkeit der Altinsulinanpassung ergibt sich bei langen Flugreisen, die in andere Kontinente führen und die mit einer Zeitverschiebung einhergehen, z. B. bei Flugreisen nach Nordamerika oder in den Fernen Osten. Bei Zeitverschiebungen ändern sich die Abstände zwischen den Mahlzeiten und vor allen Dingen die Abstände zwischen den Insulininjektionen. Bei Reisen nach Westen verlängert sich der Tag (oder die Nacht), und es muß ein Insulindefizit ausgeglichen werden. Man verfährt nach der 0-bis-8-Regel bzw. nach der 30er Regel, und zwar wie im Falle der fieberhaften Erkrankung, d. h. man spritzt die übliche Insulindosis und eventuell, je nach Ergebnis der Teste, Altinsulin nach.

Bei Reisen nach Osten entsteht eine Verkürzung des Tages (oder der Nacht), die zu einer Überlappung der Insulinwirkung führen würde. Man verfährt in diesem Fall wie bei den Erkrankungen mit Erbrechen, d. h. man spritzt nur die Hälfte der üblichen Insulindosis und gleicht ein eventuelles Defizit mit Altinsulin aus.

Natürlich lohnt sich die Anwendung dieser Regeln bei Flugreisen nur bei einer Zeitverschiebung von mindestens 4 Stunden (wegen der vierstündigen Abstände der Insulininjektionen).

Abschließend sollen beide Regeln noch einmal kurz zusammengefaßt dargestellt werden.

Die 0-bis-8-Regel bzw. 30er Regel

A) Bei Fieber oder sonstiger Krankheit (Mahlzeiten können eingehalten werden)

a) übliche Insulindosis spritzen,
b) alle 3 - 4 Stunden Harnzucker und/oder Blutzucker testen und je nach Ergebnis des Testes Altinsulin nachspritzen.

B) Bei Erbrechen, Durchfall (Nicht-Essen-Können)

a) die Hälfte der üblichen Insulindosis spritzen,
b) alle 3 - 4 Stunden Harnzucker und/oder Blutzucker testen und je nach Ergebnis des Testes Altinsulin nachspritzen.

C) Bei Flugreisen mit Zeitverschiebung

a) bei Flugreisen mit Zeitverlängerung (nach Westen) verfahren wie bei A,
b) bei Flugreisen mit Zeitverkürzung (nach Osten) verfahren wie bei B (Altinsulin zuspritzen bei Flugreisen nur lohnend bei Zeitverschiebung von mindestens 4 Stunden).

0-bis-8-Regel

Harnzucker negativ	=	0 IE Altinsulin
Harnzucker 1/4 - 3/4%	=	2 IE Altinsulin
Harnzucker 1%	=	4 IE Altinsulin
Harnzucker 2% und mehr	=	8 IE Altinsulin

30er Regel

Pro 30 mg/dl über 120 mg/dl eine Einheit Altinsulin zuspritzen.

Grundausrüstung für Urlaub und Reisen

Diät im Urlaub und auf Reisen, s. S. 56 ff.

Insulindosis im Urlaub und auf Reisen s. S. 119.

Für Reisen und Urlaub sollte jeder Diabetiker folgende Grundausrüstung mit sich führen:

1. Diabetiker-Ausweis:

Ggfs. mehrsprachig, auch als SOS-Medaillon mit wasserdichtem Schraubverschluß der SOS-Kapsel. Schulungsbuch nicht vergessen!

2. Medikamente:

Ausreichender Vorrat an Plastik-Insulinspritzen, Insulin (sowohl sein Verzögerungsinsulin wie auch eine Flasche Normal- bzw. Altinsulin), Tabletten. Da unterwegs nicht überall für Sauberkeit gesorgt ist, sollten eingesiegelte Alkoholtupfer zum Desinfizieren mitgenommen werden.

3. Testmaterial für die Stoffwechselselbstkontrolle

Harnzuckerteststreifen (Diabur-5000), Streifen zur Testung des Harns auf Azeton, Blutzuckerteststreifen, zusammen mit den notwendigen Lanzetten und Tupfern, gegebenenfalls das eigene Blutzuckermeßgerät, Selbstkontroll-Protokollheft!

4. Zucker:

Dextro-Energen oder Würfelzucker zur Schockbekämfung.

5. Abgepackte Mahlzeiten:

Da ein insulinspritzender Diabetiker auf seine regelmäßigen Mahlzeiten angewiesen ist, muß er für die Dauer der Reise (z. B. im Bus oder Zug) seine Mahlzeiten (Zwischenmahlzeiten) abgepackt bereit haben. Er muß auch Vorsorge für den Fall treffen, daß das Reiseziel nicht rechtzeitig erreicht wird (Stau auf der Autobahn!). Bei Gruppenreisen mit Bus, Zug oder Flugzeug sollte er sich mit einem entsprechenden Nahrungsvorrat in seinem Handgepäck ausrüsten.

6. Waage oder Meßgefäß:

Für Auslandsreisen, Selbstversorger und Camping.

7. Bei Reisen in fremde Länder

Evtl. Bescheinigung für den Zoll über die Notwendigkeit, Insulin und Spritzen mitführen zu müssen, bereit haben.

Wichtiger Grundsatz:

Bei Reisen, bei denen man sein Gepäck nicht ständig bei sich hat, sollte der Gesamtvorrat im Hauptgepäck mitgeführt werden, aber ein kleines Notfallpäckchen muß jeder Diabetiker ständig im Handgepäck bei sich führen. Dieses sollte bestehen aus Harnzucker- und Blutzuckerteststreifen, Insulin (eine Flasche Verzögerungsinsulin, eine Flasche Altinsulin), ein bis zwei Plastikinsulinspritzen, ein bis zwei Tupfer und Zucker.

Der diabetische Fuß – Fußpflege des Diabetikers

Zu den *Spätkomplikationen* des Diabetes, die von der Dauer des Diabetes und der Güte der Einstellung abhängen, gehören neben den Augenhintergrundsveränderungen (diabetische Retinopathie), Nierenveränderungen (diabetische Nephropathie), Durchblutungsstörungen (diabetische Makroangiopathie als Sonderform der allgemeinen Arteriosklerose), Nervenfunktionsstörungen (diabetische Neuropathie) auch Fußschäden, der sogenannte diabetische Fuß.

Der *Fuß des Diabetikers* ist durch zweierlei diabetische Komplikationen *gefährdet:*

1. durch Störungen der Durchblutung der Beine, vor allem der Füße (infolge der Arteriosklerose),

2. stärker jedoch durch die diabetische Neuropathie (Nervenfunktionsstörung).

Die *Neuropathie* äußert sich wiederum auf drei verschiedene Arten:

1. Es können die Nerven, die die Bewegung und Stellung der Fußmuskeln steuern, in ihrer Funktion aufgrund des Diabetes gestört sein. Das kann zu Platt-, Senk- und Spreizfüßen führen. Durch diese Fehlstellung des Fußes kommt es zu Hornhautbildung, vor allem unter dem Vorfuß und an der Großzehe. Diese Hornhaut kann sich wie ein Nagel in das Fleisch des Fußes bohren und - begünstigt durch fehlende Schmerzempfindung - zu Geschwüren führen.

2. Neben dieser Störung der motorischen Nerven können auch sensible Nerven, die Berührungsempfindung, Schmerz und Temperatur vermitteln, in ihrer Funktion gestört sein. So können, wie oben erwähnt, die "Hornhautnägel" - oder auch andere Fremdkörper - nicht gespürt werden; Druckstellen, die von zu engen Schuhen verursacht werden, werden nicht bemerkt; nach längeren Wanderungen in ungeeigneten Schuhen entstehen Blasen, die zu eiternden Wunden führen; eine Wärmflasche oder ein elektrisches Heizkissen, auf die Füße gelegt, erzeugt Verbrennungen, weil das Temperaturempfinden gestört ist.

3. Im Rahmen der diabetischen Neuropathie können auch die Nerven, die die Schweißabsonderungen am Fuß regulieren, in ihrer Funktion gestört sein (Fußschweiß ist etwas ganz Normales). Die Folge des fehlenden Fußschweißes ist häufig eine trockene, rissige Haut mit Schrunden, die Infektionserregern leichte Ausbreitungsmög-

lichkeiten bieten. Infektionen am Fuß sind möglichst zu vermeiden, da Entzündungen am Fuß bei schlechter Diabeteseinstellung und möglichen Durchblutungsstörungen ganz schlecht heilen.

Vorbeugung - Fußpflege

Wenn man die Ursachen diabetischer Fußkomplikationen kennt, kann man sich die Vorbeugungsmaßnahmen daraus ableiten.

Durchblutungsstörungen und Neuropathie sollte man durch gute Diabeteseinstellung vorbeugen. Wenn sie einmal da sind, sind sie nur schwer zu beeinflussen. Man sollte aber die Fußkomplikationen verhindern. Dazu muß man seine Füße sorgfältig pflegen, d. h. täglich waschen, mit lauwarmen Wasser, nicht allzu lang, und anschließend gut abtrocknen, vor allem zwischen den Zehen, um Fußpilzerkrankungen vorzubeugen.

Da Verletzungen, Blasen und Risse zwischen den Zehen bei Gefühlsstörungen nicht empfunden werden, sollte man seine Füße jeden Tag sorgfältig inspizieren.

Wenn man trockene Füße hat, sollte man sie täglich mit einer Fettcreme einreiben, um die Haut elastisch und geschmeidig zu erhalten.

Verletzungen sollte man vermeiden, draußen möglichst wenig barfuß gehen, Nägel nur nach dem Fußbad schneiden, wenn sie weich sind, und an den Seiten gerade schneiden. Am ungefährlichsten ist es, sie zu feilen.

Ein alter Diabetologenrat besagt, daß der Diabetiker weiße Wollsocken tragen solle. Weiß, damit regelmäßiges Fußwaschen und Wechseln der Socken gewährleistet sei, und Wolle, damit der Fuß gut gepolstert wird, um Druckstellen und Hornhautbildung zu vermeiden.

Wenn sich Hornhaut gebildet hat, muß man sie beseitigen, und zwar durch Abreiben mit Bimsstein. Zur Vermeidung neuer Hornhautbildung sollte man sich vom Orthopäden Einlagen verordnen lassen.

Eine allgemeine Fußgymnastik kräftigt das Fußgewölbe, und regelmäßige körperliche Bewegung, eine gute Diabeteseinstellung und vor allem Nichtrauchen beugen Durchblutungsstörungen und Neuropathie als Ursache des diabetischen Fußes vor.

Grundanforderungen, denen gutes Schuhwerk - abgesehen von der Mode - genügen sollte:

Eine wichtige Vorausetzung zur Vermeidung diabetischer Fußkomplikationen ist das Tragen richtigen und guten Schuhwerkes.

Das Ober- und Untermaterial der Schuhe sollte Leder sein, da nur Leder die normale Ausdünstung des Fußes gewährleistet, während es bei Schuhen aus Kunststoff zu Schweißfüßen, Stauungen und Zirkulationsstörungen in den Füßen kommt.

Die Schuhsohle sollte ebenfalls aus Leder sein, jedoch können Patienten, die aus irgendwelchen Gründen gehunsicher sind, eine bessere Stand- und Gehsicherheit durch eine angerauhte, dadurch griffigere Porosohle erreichen.

Die Ferse muß von einer gut sitzenden Schuhkappe gehalten werden. Dabei muß die Ferse von der Kappe gut umschlossen sein, damit sie beim Abrollen des Fußes nicht aus dem Schuh herausrutscht.

Die Zehen müssen im Schuh genügend Spielraum haben, damit sich keine Druckstellen bilden und damit die Zehen ein freies Muskelspiel beim Laufen entfalten können, was für die Gesamtzirkulation im Bein wichtig ist.

Die Schuhform sollte der Form des Fußes angepaßt werden (passende Weite, passende Länge, Schubraum), deshalb sollte ein Schuh nicht nur mit den Augen ausgesucht werden.

Der Erwachsene sollte für einen normalen Laufschuh einen Blockabsatz von etwa 3 - 4 cm Höhe wählen, besonders dann, wenn er ständig auf ebenem Boden (Kunststoffboden, Asphalt) laufen muß.

Die Absatzhöhe spielt gleichzeitig eine Rolle für den Abtransport des venösen Blutes aus den Beinen, ist also besonders bei venösen Stauungen und Krampfadern wesentlich.

Ein flacher Absatz führt zu einer Verspannung der Wadenmuskulatur, während bei einem etwas höheren Absatz die Wadenmuskulatur locker und entspannt ist.

Beim Gehen kann somit die sogenannte Muskelpumpe wirksam werden, d. h. die Muskeln werden bei jedem Schritt angespannt und entspannt, was wiederum den Abtransport des venösen Blutes zum Herzen hin begünstigt.

Bei ausgesprochenen Wanderschuhen sollte der Absatz flacher sein, da beim Laufen auf unebenem Wald- und Wiesenboden die Standsicherheit durch einen höheren Absatz leiden würde.

Eine Schnürung über dem Fußrücken ist für den Gebrauchsschuh besonders zu empfehlen, da nur der Schnürhalbschuh die Garantie für ein völliges Umschließen des Fußes bringt. Pumps mit höheren Absätzen sollten festlichen Gelegenheiten vorbehalten sein.

Im Sommer ist das Tragen von Sandalen günstig. Auch bei Sandalen sollte die gleiche Forderung an die Absatzhöhe gestellt werden, außerdem ist es zweckmäßig, daß Sandalen mit einer gewissen Fußbettung ausgestattet sind, wie überhaupt eine Fußbettung auch im Normalschuh zu empfehlen ist, da sie eine leichte Stütze im Längs- und Quergewölbe des Fußes vermittelt und außerdem die Härte des Pflasters etwas auszugleichen vermag.

Bei Fußfehlstellungen, wenn das Tragen von Einlagen erforderlich ist, müssen diese in einem Schuh für lose Einlagen getragen werden.

Diese Schuhe werden serienmäßig von Firmen hergestellt und gewähren durch eine gute Paßform, daß die Einlagen in den Schuh hineinpassen. Sie haben eine etwas höhere Kappe, damit die Ferse, die ja durch die Einlage etwas höher gebettet ist, beim Gehen nicht herausrutscht.

Viele Schuhfirmen bieten sogenannte "orthopädische Schuhe" an. Dies sind serienmäßig hergestellte Schuhe mit einer eingebauten Stütze des Längsgewölbes, evtl. auch mit einer Pelotte im Quergewölbe. Sie bieten leichteren Arten von Senk- und Spreizfüßen eine gewisse Korrektur.

Orthopädische Maßschuhe werden von einem Orthopädie-Schuhmacher-Meister nach Gipsabguß des Fußes hergestellt und sind nur bei schweren Fußveränderungen (Plattfüßen, Klumpfüßen usw.) angezeigt.

Familienplanung, Empfängnisverhütung, Schwangerschaft

Wenn eine Diabetikerin oder ein Diabetiker sich mit dem Gedanken befassen, Kinder zu bekommen, sollten sie aus ihrer Verantwortung für Mutter und Kind folgende Punkte bedenken:

1. Sie sollten sich mit ihrem Arzt beraten, wie gut die Aussichten sind, daß sie ohne größere gesundheitliche Probleme ihr Kind aufziehen und erziehen können.

2. Sie sollten wissen, welche Diabetesführung erforderlich ist, damit das Kind gesund zur Welt kommt.

3. Sie sollten sich darüber informieren, welches Risiko die Schwangerschaft für die diabetische Mutter bedeutet.

4. Sie sollten sich bewußt sein über das Risiko, das ihr Kind hat, ebenfalls einen Diabetes zu bekommen.

Genetisches Risiko

Über das genetische Risiko informiert das Kapitel auf Seite 19. Das Risiko ist nicht so groß, daß man deswegen auf Kinder verzichten müßte. Die Entscheidung für oder gegen ein Kind sollte nicht vom genetischen Risiko, sondern von den im folgenden genannten anderen Faktoren abhängig gemacht werden.

Risiko für die Mutter

Für eine gut eingestellte Diabetikerin ohne schwerwiegende Spätkomplikationen bedeutet die Schwangerschaft kein Risiko für ihre Gesundheit. Bei schlechter Einstellung drohen jedoch Infektionen, Koma und Schwangerschaftskomplikationen. Eine bestehende proliferierende Retinopathie und eine Nephropathie können sich verschlimmern. Diabetikerinnen mit ausgeprägten Spätkomplikationen sollten daher von einer Schwangerschaft absehen, besonders, wenn der Diabetes schon lange (über 10 Jahre) besteht und wenn sie schon älter (über 30 Jahre) sind.

Noch wichtiger ist das eventuelle Vorhandensein von Spätkomplikationen für die Aussichten, inwieweit die Eltern, besonders die Mutter, ihr Kind in Gesundheit aufziehen können. Ein schwer einstellbarer, labiler Diabetes läßt manchmal wenig Zeit und Energie übrig für die Kindererziehung. Eine Frau, der die Erblindung droht oder die Behandlung mit der künstlichen Niere, sollte nicht mehr Mutter werden.

Risiken für das Kind

Jede Schwangerschaft einer Diabetikerin ist eine Risikoschwangerschaft.

Bei ungenügender Einstellung drohen Fehlgeburt, vorzeitiges Absterben der Frucht, erhöhte Sterblichkeit nach der Geburt und Mißbildungen. Deshalb ist eine Einstellung mit normnahen Blutzuckerwerten nicht nur während der gesamten Schwangerschaft, sondern nach Möglichkeit schon vor der Empfängnis erforderlich. Die Blutzuckerwerte sollen nach Empfehlung der Deutschen Diabetes-Gesellschaft zwischen 60 und 120 mg/dl liegen. Gelegentliche Spitzen nach dem Essen bis 140 mg/dl sind noch akzeptabel.

Eine schlechte Einstellung in der Frühschwangerschaft begünstigt wahrscheinlich die Entstehung von Mißbildungen. Deswegen sollte eine Schwangerschaft geplant und gut vorbereitet werden, um von vornherein die Risiken für das Kind so gering wie möglich zu halten.

Familienplanung

Die Familienplanung, die Kenntnis der Methoden der Empfängnisverhütung sind nicht nur deshalb für eine Diabetikerin wichtig. Der Coitus interruptus und die Kalendermethode nach Knaus-Ogino sind ziemlich unsicher. Eine streng durchgeführte Temperaturmethode mit täglichen Messungen der Basaltemperatur bietet eine wesentlich größere Sicherheit. Die Verwendung eines Präservativs oder eines Scheidendiaphragmas, wenn möglich noch kombiniert mit örtlich samentötenden Mitteln wie Scheidencremes, Scheidenzäpfchen oder -spülungen sind zuverlässig, aber umständlich anzuwenden und werden häufig aus psychischen und ästhetischen Gründen abgelehnt. Ihr Vorteil für die Diabetikerin im Vergleich zur "Pille" ist jedoch, daß sie ohne Eingriff in den Hormonhaushalt wirken und praktisch keine Nebenwirkungen haben. Diese, nämlich ein gewisses Risiko zu Thrombosen und Embolien, sind Veranlassung, Diabetikerinnen von einer langjährigen Einnahme von "Antibabypillen" abzuraten.

Bei dieser sichersten und einfachsten empfängnisverhütenden Methode sollte in jedem Falle darauf geachtet werden, ein Präparat mit einem möglichst niedrigen Östrogengehalt zu verwenden. Dann ist die "Pille" das Mittel der Wahl für die junge Diabetikerin, bei der noch Kinderwunsch besteht.

Ältere Diabetikerinnen (etwa ab 30 Jahren) beziehungsweise Frauen, die bereits Kinder haben, sollten mit ihrem Frauenarzt die Anwendung einer "Spirale", eines Intrauterinpessars, besprechen. Diese relativ sichere Methode der Empfängnisverhütung vereinigt die Vorteile der Pille, Sicherheit und ständige Wirksamkeit, vermeidet aber einen Eingriff in den Hormonhaushalt. Nachteilig ist, daß nach manchen Untersuchungen Diabetikerinnen häufiger Eileiterentzündungen haben als Nichtdiabetikerinnen, was unter Umständen eine Sterilität zur Folge hat. Deswegen wird das Intrauterinpessar nicht für Frauen empfohlen, die noch ein Kind haben möchten. Schließlich sollte man sich überlegen, ob nicht bei abgeschlossener Familienplanung bzw. bei Patientinnen mit ausgeprägten Spätschäden, die auf keinen Fall mehr schwanger werden sollten, der einfache Eingriff einer Sterilisation - des Mannes oder der Frau - auch eine Lösung des Problems darstellt.

Schwangerschaft

Für die Planung einer Schwangerschaft empfiehlt sich schon vor der Empfängnis die Einstellung auf normnahe Blutzuckerwerte (s. o.). Hierfür ist entweder eine intensivierte Insulintherapie mit mehrmaligen Insulininjektionen pro Tag oder eine Behandlung mit einer tragbaren Insulinpumpe angezeigt.

Die Schwangerschaft einer Diabetikerin sollte von einem diabetologisch erfahrenen Internisten und einem Geburtshelfer gemeinsam betreut werden. Sobald die Diagnose "Schwangerschaft" gesichert ist, sollte während eines stationären Aufenthalts in einer Diabetesklinik das optimale Therapieregime (intensivierte Insulintherapie oder Insulinpumpe) herausgefunden werden. Danach sind regelmäßige ambulante Kontrollen erforderlich, zunächst in etwa vierzehntägigen Abständen, im letzten Schwangerschaftsdrittel wöchentlich. Für eine schwangere Diabetikerin ist eine besonders intensive Selbstkontrolle des Harn- und Blutzuckers, ggfs. auch des Azetons erforderlich. Es sollten täglich mindestens vier Blutzuckerkontrollen durchgeführt werden. Die angestrebten Blutzuckerwerte wurden bereits genannt. Harnzucker und Azeton sollten negativ sein. Die Ergebnisse der Selbstkontrolle werden bei den ambulanten Arztbesuchen besprochen, und ggfs. wird das Insulinregime geändert. In etwa vierwöchigen Abständen werden das HbA_{1c}, das auf jeden Fall im Normbereich liegen sollte, Blutfette und Urinstatus kontrolliert. Selbstverständlich wird auch regelmäßig eine körperliche Untersuchung durchgeführt. Einmal in jedem Schwangerschaftsdrittel ist die Spiegelung des Augenhintergrundes erforderlich.

Der Gynäkologe überwacht unterdessen die kindliche Entwicklung mittels Ultraschall, einiger spezieller Blutuntersuchungen und ab der 28. Schwangerschaftswoche auch mittels CTG (Herzton- und Wehenschreiber).

Die Entbindung sollte in jedem Fall in einem Zentrum geschehen, in dem diabetologisch erfahrene Internisten, Geburtshelfer und Kinderärzte zusammenarbeiten.

Eine vorzeitige Entbindung ist bei optimaler Diabetesführung während der Schwangerschaft nicht mehr unbedingt erforderlich. Der Entbindungstermin wird vom Frauenarzt aufgrund engmaschiger Kontrollen von der 32. Schwangerschaftswoche an (eine normale Schwangerschaft dauert 40 Wochen) festgelegt.

Solange es dem Kind gut geht, wird der spontane Geburtstermin abgewartet. Bei auftretenden Komplikationen muß dagegen die Geburt vorzeitig eingeleitet werden. Dabei wird nach Möglichkeit eine normale Geburt auf vaginalem Weg angestrebt. Bei Auftreten von Risiken für das Kind sowie bei bestimmten Spätschäden der Mutter, in erster Linie bei schweren Augenhintergrundsveränderungen, ist allerdings ein Kaiserschnitt erforderlich.

Bei normnaher Diabeteseinstellung ist die früher übliche stationäre Aufnahme einer diabetischen Schwangeren in der 32. Schwangerschaftswoche nur noch bei erhöhtem Risiko obligat. In anderen Fällen genügt eine Aufnahme etwa vier Wochen vor dem Termin.

Auf die Diät der diabetischen Schwangeren wird auf Seite 54 ausführlich eingegangen.

Der Insulinbedarf steigt während der Schwangerschaft im allgemeinen wegen der abnehmenden Insulinempfindlichkeit stark an, u. U. sogar auf das Zwei- bis Dreifache. Lediglich während der 6. - 10. Schwangerschaftswoche geht bei einigen Diabetikerinnen, ohne daß die Ursache bekannt ist, der Insulinbedarf zurück, und es können Hypoglykämien auftreten. In den letzten 4 - 6 Wochen bleibt der Bedarf oft unverändert. Direkt nach der Entbindung nimmt der Insulinbedarf zunächst drastisch ab, was bei der Dosisplanung für den Entbindungstag berücksichtigt werden muß, und pendelt sich nach einigen Tagen wieder in etwa auf das Niveau vor der Schwangerschaft ein.

Eine Gefährdung der Frucht durch Hypoglykämien ist nicht bewiesen, so daß nichts gegen eine scharfe Einstellung spricht.

Orale Antidiabetika sind in der Schwangerschaft verboten, und zwar einerseits wegen der noch nicht genau bekannten keimschädigenden Wirkung dieser Präparate, andererseits wegen erheblicher Stoffwechselkomplikationen nach der Entbindung. Wenn mit Diät alleine keine optimale Diabeteseinstellung zu erzielen ist, muß eine Insulinbehandlung eingeleitet werden.

Anhang: Sozialmedizinische Gesichtspunkte des Diabetes

Hinweise für die Erzieher diabetischer Kinder

Die Behandlung der Zuckerkrankheit bei Kindern ist schwieriger als bei Erwachsenen. Diabetikern ist während des Unterrichts in besonderem Maße Verständnis und Beachtung zu widmen. Die Tatsache, daß zuckerkranke Kinder und Jugendliche sehr labil im Stoffwechselgleichgewicht sind und individuell unterschiedlicher Rücksichtnahme bedürfen, erfordert das besondere Verständnis des Lehrers.

Der nachstehende Punktekatalog ist für die Betreuung und Versorgung an Diabetes erkrankter Schüler zusammengestellt:

1. Der behandelnde Arzt oder der Schularzt sowie die Erziehungsberechtigten sollen mit den Lehrern diabetischer Kinder Kontakt aufnehmen und sie mit den Problemen des Krankheitsbildes vertraut machen.

2. Häufigste Komplikation bei insulinbehandelten diabetischen Jugendlichen ist die Unterzuckerung (= hypoglykämischer Schock, Insulinreaktion). Sie tritt auf, wenn entweder zuviel Insulin gespritzt, zu wenig gegessen oder zuviel körperliche Arbeit geleistet wurde. Die Anzeichen dafür sind unterschiedlich, am häufigsten sind Kopfschmerzen (bei Kindern sonst ungewöhnlich!), Schweißausbrüche, Zittern und Wesensveränderungen. Leichte Insulinreaktionen gehen auf Gabe von Zwieback oder Obst schnell zurück, mittelschwere Reaktionen werden mit der Gabe von 1 bis 2 Stück Traubenzucker behoben. Oft erkennen die Kinder die Anzeichen selbst rechtzeitig. Nur bei schweren Unterzuckerungen (es kann Bewußtlosigkeit mit Krämpfen auftreten!) ist unverzüglich ärztliche Behandlung zu veranlassen. Als erste Hilfe kann Traubenzucker zwischen Wange und Zähne gelegt und das Kind in Seitenlage gebracht werden. Bei Bewußtlosigkeit darf auf keinen Fall flüssige oder feste Nahrung gegeben werden (Verschlucken!). In keinem Fall darf das Kind bei Unterzuckerungen ohne Begleitperson nach Hause geschickt werden.

3. Bestes Vorbeugungsmittel gegen Unterzuckerungen ist regelmäßige Nahrungsaufnahme. Es ist daher darauf zu achten, daß das Kind sein mitgebrachtes Brot oder Obst in den großen Pausen vollständig verzehrt.

4. Übermäßige Besorgnis bei Unterzuckerungen ist nicht erforderlich, da sie fast ohne Ausnahme folgenlos überstanden werden. Gehäufte Unterzuckerungen sollten allerdings eine ärztliche Überprüfung der Stoffwechsellage zur Folge haben.

5. Im Rahmen einer vertrauensvollen Zusammenarbeit zwischen Schule und Elternhaus ist der Kontakt mit den Erziehungsberechtigten diabetischer Kinder besonders eng zu gestalten. Für dringende Fälle ist eine Benachrichtigungsmöglichkeit (Fernsprecher) zu vereinbaren. Für den Notfall sollten den Lehrern und Lehrerinnen die Rufnummern des Hausarztes und des nächstgelegenen Krankenhauses bekannt sein.

6. Das diabetische Kind kann und soll am Sportunterricht (auch Schwimmen) teilnehmen. Gegebenenfalls soll zusätzliche Nahrung bei vermehrter körperlicher Anstrengung vor dem Unterricht aufgenommen werden. Eine Befreiung vom Sportunterricht ist nur in Ausnahmefällen gerechtfertigt. Besonderen Belastungen (Tageswanderungen, Leistungssport) sollen diabetische Kinder nur im Einvernehmen mit dem Arzt ausgesetzt werden.

7. Kinder, die bereits im Vorschulalter erkrankt sind, haben sich im allgemeinen ihrer veränderten Lebenssituation angepaßt und machen bei der Einordnung in die Schule meist keine besonderen Schwierigkeiten. Dagegen zieht die Neuerkrankung des Schülers wegen der damit verbundenen seelischen Belastung und des Unterrichtsversäumnisses (Krankenhausbehandlung) oft auch eine zeitweilige Krise in den Schulleistungen nach sich. Verständnisvolles Verhalten von Eltern und Erziehern bedeutet für das Kind wertvolle Hilfe, um sich den veränderten Verhältnissen anzupassen.

8. Einer Teilnahme diabetischer Kinder und Jugendlicher an Klassenfahrten usw. steht in der Regel nichts entgegen. Im Hinblick auf die Integration in die Klassengemeinschaft ist sie sogar anzustreben. Einzelheiten der Unternehmungen sollten ggfs. mit den Eltern der betroffenen Kinder abgeklärt werden.

Richtlinien für die Berufswahl von Diabetikern

Diabetiker ohne schwerwiegende andere Krankheiten oder schwere Diabeteskomplikationen, die gut informiert und sorgfältig überwacht sind und ihren Diabetes regelmäßig selbst kontrollieren, können grundsätzlich alle Berufe und Tätigkeiten ausüben, zu denen sie nach Neigung, Begabung, praktischen Fähigkeiten und Ausbildung geeignet erscheinen. Eine abgeschlossene berufliche Ausbildung ist für jeden Diabetiker anzustreben.

Für den vor einer Berufswahl stehenden jugendlichen, im allgemeinen *insulinpflichtigen Diabetiker* lassen sich Berufe in geeignete und in solche mit unerwünschten Tätigkeitsmerkmalen einteilen.

Geeignete Berufe

Geeignete Berufe sind solche mit einer regelmäßigen Tätigkeit und gleichmäßiger körperlicher Belastung ohne häufigen Ortswechsel. Hierzu gehören Tätigkeiten in der Verwaltung, als Angestellte oder Beamte in Behörden, im Bankgewerbe, in kirchlichen Berufen, in Lehrberufen, in technischen Berufen, im künstlerischen Bereich und in handwerklichen Berufen. Geeignet sind auch Heil- und Heilhilfsberufe, weil sie trotz manchmal unregelmäßiger Arbeitszeiten mehr als andere Berufe die Möglichkeiten zu häufigen Stoffwechselkontrollen und ärztlicher Überwachung bieten.

Unerwünschte Tätigkeitsmerkmale

Unerwünschte Tätigkeitsmerkmale finden sich in folgenden Berufen:

1. Berufe und Tätigkeiten, bei denen durch Hypoglykämien eine Gefährdung Anderer nicht ausgeschlossen ist, z. B. Lokomotivführer, Pilot, Omnibusfahrer, Schrankenwärter, Kranführer.

2. Insulinspritzende Diabetiker sind untauglich für den Dienst mit der Waffe, als Soldat oder Polizist.

3. In manchen Berufen kann es bei eventuellen Hypoglykämien auch zu Gefahren für den Diabetiker selbst kommen, z. B. bei Berufen mit Absturzgefahr wie Dachdecker, Fensterputzer, Gerüstbauer u. ä.

4. Ferner sind Berufe ungeeignet, bei denen Diätfehler nur mit Schwierigkeit vermieden werden können, z. B. Koch, Gastwirt, Konditor.

Schichtarbeit

Schichtarbeit kann bei insulinbehandelten Diabetikern u. U. zu Problemen führen, die jedoch bei guter Schulung und Stoffwechselselbstkontrolle des Patienten sowie guter Zusammenarbeit zwischen ihm und seinem Arzt zu lösen sind.

Nachtdienst stellt den Diabetiker vor besondere Aufgaben und sollte nur dann in Betracht kommen, wenn der

Diabetiker in der Lage ist, durch Stoffwechselselbstkontrollen seine Therapie diesen Umständen anzupassen. Die Schicht sollte frühestens nach einer Woche wechseln. Problemloser ist ein Schichtdienst, der sich auf die Zeit von 6.00 bis 22.00 Uhr beschränkt.

Tritt der Diabetes erst nach längerer Berufsausübung auf, sollte der Diabetiker zunächst in Diabetesfragen geschult und sein Stoffwechsel eingestellt werden. Diabetiker, die allein diätetisch oder mit Diät und Tabletten behandelt werden, können ihren bisherigen Beruf im allgemeinen weiter ausüben. Insulinspritzende Diabetiker müssen sich im Rahmen der Schulung vor allem mit der Problematik der Hypoglykämien, ihrer rechtzeitigen Erkennung und Vermeidung vertraut machen.

Eine Umschulung oder ein Arbeitsplatzwechsel (möglichst im selben Betrieb) ist bei insulinpflichtigen Diabetikern der Gruppe 1 und 2 angezeigt.

Diabetiker der übrigen Berufsgruppen sollten bei Schwierigkeiten mit einem Arbeitsplatzwechsel ihren Beruf weiter ausüben, wenn sie eine stabile Stoffwechsellage ohne Neigung zu Hypoglykämien aufweisen. Bei beiden Gruppen von Diabetikern ist auf jeden Fall eine umfassende berufsbezogene Beratung angezeigt, bei der die Möglichkeiten und Nachteile des jeweiligen gewählten bzw. ausgeübten Berufes gegeneinander abgewägt und eventuelle Konsequenzen überlegt werden sollten.

Einstellung in den öffentlichen Dienst

Für die Einstellung von Diabetikern in den öffentlichen Dienst hat das Bundesinnenministerium "Richtlinien über die Beschäftigung von Diabetikern im öffentlichen Dienst" mit Rundschreiben vom 31.8.1982 (AZ - D I 1 - 210 107/5) an die obersten Bundesbehörden weitergeleitet.

Einige Auszüge aus diesen Richtlinien seien hier zitiert:

Der generelle Ausschluß des Diabetikers von pensionsberechtigten Anstellungen im Staatsdienst und vergleichbaren Institutionen ist aus medizinischen Gründen nicht gerechtfertigt. Diabetische Bewerber um solche Stellen sollten frei von diabetes-spezifischen Komplikationen an Augen und Nieren sein. Sie müssen ein ärztliches Zeugnis vorweisen, aus dem die Qualität der Stoffwechselführung, der Nachweis regelmäßiger und langfristiger Stoffwechselkontrollen sowie die Bereitschaft zur Kooperation hervorgehen. Die Eignung des Bewerbers soll in der Regel durch ein fachärztliches Gutachten geklärt werden, das von einem diabetologisch erfahrenen Arzt oder in einer Diabetesklinik erstattet werden sollte. Für nicht mit Insulin behandelte Diabetiker ist überwiegend Harnzuckerfreiheit zu fordern, bei insulinbehandelten Diabetikern sollte die Mehrzahl der Harnproben zuckerfrei sein. Zur Beurteilung der Stoffwechsellage sind einzelne Blutzuckerwerte, besonders im Nüchternzustand, ungeeignet. Dasselbe gilt für die Untersuchung einer einzelnen Urinportion. Es ist erforderlich, wenigstens drei Blutzuckerwerte zu geeigneten Zeiten im Tagesverlauf zu messen, die Maximalwerte sollten bei insulinbehandelten Diabetikern ein bis zwei Stunden nach den Mahlzeiten nicht wesentlich über 220 mg/dl Glukose liegen, bei diät- und tablettenbehandelten nicht über 160 mg/dl. Der Bewerber sollte regelmäßige ärztliche Stoffwechselkontrollen wahrnehmen und häusliche Stoffwechsel-Selbstkontrollen durchführen. Zur Beurteilung der Kooperationsbereitschaft dienen unter anderem die vom behandelnden Arzt bescheinigten Untersuchungsbefunde und die vom Bewerber dokumentierten Ergebnisse der regelmäßigen Stoffwechselselbstkontrolle.

Für schwerbehinderte Diabetiker gelten die Maßstäbe, die allgemein der Einstellung von Schwerbehinderten in den öffentlichen Dienst zugrunde gelegt werden.

Anerkennung als Schwerbehinderter

Nach dem am 1.5.1974 in Kraft getretenen Schwerbehindertengesetz können Diabetiker beim Versorgungsamt eine Anerkennung als Schwerbehinderte beantragen. Die Versorgungsämter treffen ihre Entscheidung aufgrund eines schriftlichen Antrages des Diabetikers, angeforderter Unterlagen der behandelnden Ärzte und ggfs. einer vertrauensärztlichen Untersuchung nach einem Punktesystem. Ein Grad der Behinderung von 50% führt zur Anerkennung als Schwerbehinderter.

Als Grad der Behinderung werden beim Diabetes mellitus anerkannt:

· durch Diät oder durch Diät und orale Antidiabetika gut ausgleichbar	**0 - 10%**
· weniger gut ausgleichbar, mit größeren Toleranzschwankungen	**20%**
· durch Diät und Insulin gut ausgleichbar	**30%**
· schwer einstellbar	**40 - 60%**

Die Anerkennung als Schwerbehinderter bringt einen verbesserten Kündigungsschutz, mehr Urlaub und einen gewissen Steuerfreibetrag.

Diabetische Kinder und Jugendliche werden bis zu ihrem vollendeten 16. Lebensjahr als "hilflos" eingestuft. Wenn eine unausgeglichene Stoffwechsellage geltend gemacht werden kann, kann auf Antrag die Hilflosigkeit bis maximal zur Vollendung des 18. Lebensjahres anerkannt werden. Die Anerkennung als "hilflos" bedeutet, daß die Eltern einen Steuerfreibetrag von 7 200,- DM pro Jahr geltend machen können.

Diese o. g. Vorteile nach dem Schwerbehindertengesetz bergen jedoch auch Nachteile in sich. Die aktenkundliche Feststellung nach einer schweren Behinderung bringt Nachteile bei der Suche nach einer Arbeitsstelle, bei der Verbeamtung und beim Antrag auf Führerschein. Viele Arbeitgeber zahlen lieber eine gesetzlich vorgeschriebene Ausgleichsabgabe, als einen Schwerbehinderten einzustellen. Außerdem konterkariert die Tatsache, daß ein Diabetiker schwerbehindert bzw. hilflos sei, das ärztliche Konzept von der "bedingten Gesundheit" des Diabetikers.

Wegen möglicher Nachteile bei der Stellensuche sollten Diabetiker einen Antrag auf Anerkennung als Schwerbehinderte erst stellen, nachdem sie eine Lebensstellung gefunden haben.

Die Anschrift des für Sie zuständigen Versorgungsamtes können Sie bei Ihrer Gemeindeverwaltung erfahren.

Diabetes und Führerschein

Nach den Richtlinien des Gutachtens Krankheit und Kraftverkehr von 1985 unterliegt der Diabetiker bei der Führerscheinvergabe gewissen Einschränkungen. Generell ist der Diabetes kein Grund, einen Führerschein nicht zu erteilen. Wer jedoch als Diabetiker zu schweren Stoffwechselentgleisungen mit Hypoglykämien und Hyperglykämien neigt, gilt zum Führen von Kraftfahrzeugen aller Art als ungeeignet. Insulinspritzende Diabetiker sind generell hypoglykämiegefährdet und dürfen daher Fahrzeuge der Klasse 2 (Kfz mit einem zulässigen Gesamtgewicht über 7,5 t) und Fahrzeuge, die der Fahrgastbeförderung dienen (Bus, Taxi, Miet- und Krankenwagen) nicht fahren.

Ein insulinspritzender Diabetiker ist also als Fahrer eines Fernlastzuges ungeeignet; ein Omnibusführerschein wird ihm verweigert.

Diabetiker, die mit Diät allein behandelt werden, sind nicht durch verkehrsrelevante Stoffwechselstörungen gefährdet.

Diabetiker, die mit Diät und oralen Antidiabetika (Tabletten) behandelt werden, sind in der Regel nicht vermehrt durch Hypoglykämien gefährdet. Sie können darum jedes Kraftfahrzeug führen, wenn regelmäßige Stoffwechselkontrollen durch den Arzt durchgeführt werden und Stoffwechselselbstkontrollen mit Dokumentation der Befunde auch noch vorgenommen werden.

Sachwortverzeichnis